류마티스,
희망을 만나다

류마티스, 희망을 만나다

초판 1쇄 인쇄	2012년 12월 24일
초판 1쇄 발행	2012년 12월 31일

지은이	이지스한의원
펴낸이	손 형 국
펴낸곳	(주)북랩
출판등록	2004. 12. 1(제2012-000051호)
주소	153-786 서울시 금천구 가산디지털 1로 168, 우림라이온스밸리 B동 B113, 114호
홈페이지	www.book.co.kr
전화번호	(02)2026-5777
팩스	(02)2026-5747

ISBN 978-89-98268-90-9 13510

이 책의 판권은 지은이와 **(주)북랩**에 있습니다.
내용의 일부와 전부를 무단 전재하거나 복제를 금합니다.

류마티스, 희망을 만나다

이지스한의원 원장 공저

난치병으로 알려진 자가면역질환에 대한 올바른 이해와
한방치료로 희망을 제시한다.

book Lab

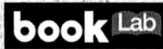

차 례

Chapter 1 적과 아군을 구별 못하는 면역계의 이상신호 · 07

01. 질병으로부터의 방어선, 면역 체계 ·················· 08
02. 면역의 종류 ·· 13
03. 면역계의 독특한 특징들 ······························· 25
04. 자기가 자기를 공격하는 질병, 자가면역 질환 ········ 31
05. 자가면역 질환의 원인 ···································· 33
06. 자가면역 질환 치료를 위한 조언 ······················ 43

Chapter 2 한의학이 보는 병과 자가면역 질환 치료 · 49

01. 면역 질환에 대한 현대의학적 접근 ··················· 50
02. 질병은 어떻게 발생하는가? ···························· 56
03. 신체 순환과 병인의 누적 ································ 62
04. 한의학의 약물치료 ·· 74
05. 한의학의 면역 질환 치료 ································ 82

Chapter 3 온몸이 욱신욱신, 류마티스 관절염 · 91

01. 류마티스 관절염이란? ···································· 92
02. 서양의학의 치료 ·· 106
03. 한의학에서 바라보는 류마티스 관절염 ··············· 112

Chapter 4 실크로드의 저주, 베체트 증후군 ・125

01. 베체트병이란? ·· 126
02. 베체트병의 대표 증상 ·· 130
03. 베체트병의 원인 ·· 133
04. 베체트병의 진단 ·· 138
05. 베체트병의 치료 ·· 143
06. 베체트병의 생활관리 ·· 152

Chapter 5 몸속 건강에 대한 몸밖의 적색경고,
자가면역 피부 질환들 ・159

01. 아토피 ·· 160
02. 건선 ·· 167
03. 백반증 ·· 173
04. 경피증 ·· 180
05. 표피박리증 ·· 184
06. 원형탈모증 ·· 188

Chapter 6 여러 가지 자가면역 질환 ・197

01. 루프스 ·· 198
02. 강직성 척추염 ·· 207
03. 크론병 ·· 213
04. 궤양성 대장염 ·· 219
05. 쇼그렌 증후군 ·· 227
06. 섬유근통 ·· 233
07. 자가면역성 혈소판 감소증 ·· 237

Chapter 1
적과 아군을 구별 못하는 면역계의 이상신호

01. 질병으로부터의 방어선, 면역체계
02. 면역의 종류
03. 면역계의 독특한 특징들
04. 자기가 자기를 공격하는 질병, 자가면역 질환
05. 자가면역 질환의 원인
06. 자가면역 질환 치료를 위한 조언

01
질병으로부터의 방어선, 면역 체계

1) 면역이란?

누구나 한 번쯤 '면역'이라는 말을 들어보았을 것이며 어렴풋이 그 개념도 알고 있을 것이다. 먼저 그 사전적 의미를 살펴보자.

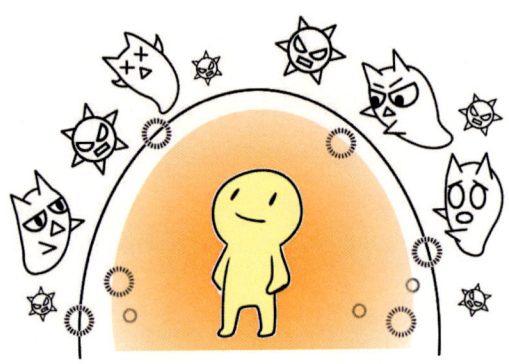

면역(免疫) : 〈의학〉 몸속에 들어온 병원(病原) 미생물에 대항하는 항체를 생산하여 독소를 중화하거나 병원 미생물을 죽여서 다음에는 그 병에 걸리지 않도록 된 상태. 또는 그런 작용.

한자어 '免疫'의 뜻을 그대로 풀자면, 면역이란 '역병을 면제 받는' 것이라고 할 수 있다. 역병이란 전염병을 뜻하는데, 역사적으로 보자면 결국 면역이란 질병으로부터, 특히 감염성 질병으로부터의 보호를 뜻하는 말로 사용된 것임을 알 수 있다.

우리 몸의 면역계는 자기(Self)를 구성하고 있는 요소에 대해서는 반응을 일으키지 않지만 외부에서 들어오는 물질(非자기;Nonself)에 대해서는 반응을 일으키고 그 물질을 제거함으로써 숙주인 몸을 보호하게 된다.

즉 자기와 자기가 아닌 것을 구분하는 것이 면역계의 본질적인 기능이며 이러한 면역계는 세균이나 바이러스와 같은 감염성 질환을 일으키는 미생물은 물론 여러 가지 화학물질에 대해서도 반응한다. 면역계는 고등동물일수록 더욱 정교하게 발달되어 있다.

이처럼 면역이란 근본적으로 자기를 방어하는 기제이긴 하지만 면역반응이 항상 자기에게 유리하게만 작용하는 것은 아니다. 감염에 대한 염증반응(inflammation)이나 항원에 대한 과민반응(hypersensitivity)의 결과, 오히려 애초에는 없었던 질병이 발생하거나 기존의 질병이 악화될 수도 있다. 심지어 자기 몸의 구성 요소에 대한 면역반응이 일어나 자가면역질환(autoimmune disease)이 생길 수도 있다. 인체의 장기나 피부조직 등을 이식할 때 까다로운 검사를 거쳐 제한적인 경우에만 이식을 실시하는 이유도 바로 이런 면역계의 특성 때문이다.

이러한 면역계에 의한 방어 기능은 인지반응과 인지반응에 따른 작동반응, 그리고 기억반응으로 나눌 수 있다. 인지반응이란 외부의 침입자를 자기가 지닌 성분과 구별하는 능력을 말한다. 인지반응을 통해 면역계는 일련의 특정한 병원체 군이 지닌 분자 양식들을 신속하고 정확히 구별해내며, 병원체 간의 미묘한 화학적 차이까지 알아낸다. 이처럼 인지반응은 자기-비자기를 구별할 뿐만 아니라 암과 같은 자기의 세포가 보이는 비정상적 변화까지 인지할 수 있다.

인지반응이 끝나고 나면 면역계는 초기 인지반응을 작동반응으로 전환시키는 과정을 통해 각각의 병원체를 제거하거나 적절히 중화한다. 이후 다시금 특정 병원체의 침입을 받을 경우, 면역계는 그에 대해 신속하고 강력히 반응하게 되는데, 이를 기억반응이라 한다.

이러한 반응들은 세포, 장기, 조직 등 인체를 이루는 각 구성단계마다 작용하는 복잡한 시스템 속에서 작용하며, 아주 정밀하고도 상호 동적인 제휴관계를 유지, 매우 효율적으로 기능하고 있다.

2) 인체를 보호하는 장벽들

외부 항원에 노출이 되면, 인체는 몇 종류의 장벽으로 자기 방어를 하게 되는데, 이 장벽들은 기계적, 화학적, 생물학적 기능을 통해 인체를 보호한다. 몇 가지 예를 들어보자.

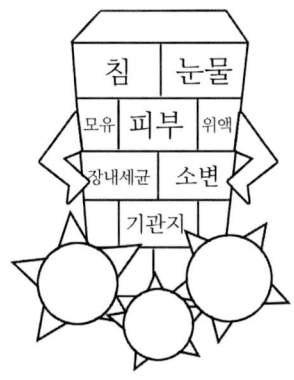

① 피부

피부는 수많은 병원체의 감염에 대한 가장 일선의 방어막을 구축한다. 피부는 표피, 외층, 진피, 3겹으로 구성되어 있으며 대부분의 감염 인자를 물리적으로 차단하는 기계적 장벽이다. 나아가 피부는 각질을 풍부하게 함유한 세포로 빈틈없이 구성되어 있는데, 이로 인해 피부는 약산성으로 유지되고 박테리아 증식을 억제하는 화학적 방어벽의 역할도 수행한다.

② 침, 눈물, 모유

침이나 눈물, 모유(母乳)등에 함유된 효소는 항균 작용을 할 뿐만 아니라 병원체를 기계적으로 제거하는 데에도 관여한다.

③ 기침과 재채기

기침과 재채기는 기관지(氣管支) 안에서 상승기류를 유발하여 섬

모를 움직이게끔 하는데, 이를 통해 기도(氣道)에서 생물이나 그 외의 자극물들이 제거된다.

④ 점액

호흡기나 소화기로부터 분비되는 점액은 병원체와 미생물 등을 포착함으로써 병원체가 신체에 침입하는 것을 방어한다.

⑤ 위액

위에서 분비되는 위액은 강산성을 띠는 동시에 식물(食物)소화효소를 함유하고 있어서 병원체에 대한 강력한 화학적 방어 기능을 한다.

⑥ 장내세균

장내(腸內)에 공생하고 있는 장내세균은 생물학적 방어벽으로 기능한다. 장 내부 공간에서 영양분을 둘러싸고 병원체와 경쟁적으로 증식함으로써 병원체의 증식 범위를 줄이는 것이다.

⑦ 정액과 질 분비액

아연을 함유하고 있는 정액이나 산성의 질(膣)분비액도 화학적인 방어벽이 된다.

02
면역의 종류

생체의 방어기전은 크게 두 가지로 나뉜다. 선천성 면역(자연면역, natural immunity)과 후천성 면역(획득면역, acquired immunity)이 그것이다.

선천성 면역계는 세균이나 바이러스의 침입을 방어하는 장벽을 만들어 신체의 감염을 막는다. 병원체가 이 장벽을 돌파해 체내에 침입했을 경우를 대비하여 선천성 면역계는 세균이나 바이러스를 감지 및 제거하는 특별한 세포를 지니고 있다. 이 세포가 병원체로 하여금 체내에서 증식하지 못하도록 막는 덕분에 숙주인 신체가 심각한 해를 입지 않게 되는 것이다.

병원체가 선천성 면역의 방어를 돌파하면 신체는 곧 후천성 면역에 의한 방어를 실시한다. 후천성 면역계는 특정 병원체를 인식하여 공격하는데, 이 메커니즘은 동일한 병원체를 만나면 만날수록 공격력이 강화되는 구조로 되어 있다.

1) 선천성 면역 : 자연면역

선천성 면역계는 병원체에 대해 비특이적 속성을 갖고 있다. 즉, 선천성 면역계는 병원체를 방어하는 데 있어 특정 병원체 각각에 대해 방어하는 게 아니라 외부 침입에 전체적으로 방어한다는 말이다. 이런 점에서 선청성 면역계는 그 효력을 발동할 때까지의 시간이 짧고 항시적으로 병원체와의 전투를 대비하고 있다고 볼 수 있다.

그러나 선천성 면역계는 후천성 면역계와 달리 면역기억 기능이 없기 때문에 장기간에 걸쳐 신체를 보호하기에는 적합한 구조가 아니다. 때문에 이는 진화의 측면에서 볼 때 매우 낡은 방법이라 할 수 있다. 선천성 면역계가 균류, 곤충, 식물, 다세포 생물들의 중요한 방어 시스템으로 자리매김하고 있는 것은 그래서이다.

고등 척추동물의 경우 그 이상의 복잡한 면역 체계를 요구한다. 이러한 선천성 면역계, 즉 자연면역은 먼지나 미생물 등의 이물을 저지하는 최전선을 담당하게 되는데, 크게 다음 세 단계를 거쳐 외부의 공격으로부터 신체를 보호한다.

① 피부 : 외부의 침입을 막는 최전방 부대

외부의 적으로부터 신체를 보호하려는 면역계의 기능은 마치 전쟁과도 같다. 그런 전쟁터에서 미생물의 침입을 막는 제1 방어선이 바로 피부와 점막이다.

피부는 자연면역의 요소들 중 가장 먼저 외부 세균을 차단하는 역할을 한다. 만일 피부가 광범위한 손상을 받을 경우 병원균이 신체에 진입하기 수월하게 되어 감염이 아주 쉽게 일어난다. 광범위한 화상이 위험한 이유가 바로 여기에 있으며, 그밖에 광견병, 일본뇌염, 인유두종 바이러스 등도 피부의 상처를 통해 쉽게 감염될 수 있다.

눈물이나 침도 자연면역을 구성하는 주요 요소다. 눈물이나 침의 분비물에는 강력한 살균 성분이 함유되어 있다. 때문에 눈물이나 침의 분비가 줄어들면 자가면역 질환의 하나인 쇼그렌-증후군에 걸리면서 눈병과 충치가 반복해서 발생하게 된다.

② 호중구 : 임무를 완수하고 자폭하는 특수부대

신체에 침입한 이물(異物)을 먹어치우기 위해 달려드는 세포를 탐식세포라고 하는데, 그런 탐식세포 중 피부와 점막이 공격을 받을 때 가장 먼저 달려드는 호중구는 용감한 특수부대라고 할 수 있다.

호중구는 백혈구의 일종이다. 인간 면역 체계의 중심 역할은 백혈구가 담당하는데, 백혈구는 크게 과립구, 림프구, 단핵구로 나뉜다. 이 중 세포 내에 아주 작은 알갱이를 갖고 있다 하여 이름 붙여진 과립구가 백혈구의 70퍼센트 정도를 차지한다. 과립구는 다시 호중구, 호산구, 호염구 등으로 구성되는데, 이 중 호중구는 과립구의 90퍼센트를 차지하는 대표적인 구성 요소이다.

호중구는 평소에는 혈류에 편승해 전신을 순찰하고 다닌다. 그러다 이물을 감지하면 가까운 혈관에서 빠져나와 마치 아메바처럼 움직이며 집결한다. 이후 이물을 먹어 치우고 세포 내의 캡슐에서 분비물을 발사하여 살균 작용을 한다.

예를 들어 손가락이 잘릴 경우 백혈구 수치가 순식간에 급증하게 되는 현상을 볼 수 있는데, 이는 상처로 들어간 균을 제거하기 위해 골수 내에 저장되어 있던 호중구가 한꺼번에 방출되기 때문이다. 하지만 그처럼 몸속에 침입한 세균을 처리한 호중구의 운명은 그리 길지 않다. 세균을 처리한 즉시 자폭하고 말기 때문이다. 그리고 그렇게 죽은 호중구 시체들은 누런 고름(膿)이 되어 몸 밖으로 방출된다.

호중구가 하는 이러한 역할을 생각해보면 호중구의 수가 감소할 경우 감염증에 걸리기 쉬움을 알 수 있다. 그렇다면 호중구의 수는 많으면 많을수록 좋은 것일까? 그렇지는 않다. 호중구의 수는 자율신경의 지배 아래에 있으며 부교감신경의 기능이 강해질수록 증가하는데, 이런 상태가 지속되면 오히려 위궤양이나 십이지장궤양이 발생할 수 있다.

흔히 스트레스가 위궤양을 일으킨다고 알려져 있는데, 보다 정확히 말하면 스트레스로 인해 부교감신경의 기능이 강화됨으로써 호중구가 증가하는 게 위궤양의 원인이라 할 수 있는 셈이다. 스트레스 외에도 심한 피로나 수면부족, 과격한 운동 또한 호중구를 증가시키는 원인이므로 위궤양에 걸리지 않기 위해서는 평소 이런 요인들에 유의하는 게 좋다.

③ 대식세포: 특수부대의 작전 후 투입되는 보병부대

호중구가 처리할 수 있는 세균은 주로 사이즈가 큰 세균류이다. 대장균, 녹농균, 피부염과 식중독의 원인이 되는 포도상 구균, 편도선염과 관련 있는 연쇄상 구균 등이 바로 그런 세균들이다. 또한 호중구는 수명이 짧아 보통 2~3일 만에 죽게 되며, 대식 세포(마크로파지)라는 세포가 호중구의 뒤를 이어 이물 처리를 담당하게 된다.

대식 세포란 탐식 세포라고도 하며 체내의 모든 조직에 분포하면서 이물질, 세균, 바이러스, 체내 노폐 세포 등을 포식하고 소화하는 대형 아메바 모양의 식세포를 총칭한다.

지금까지 살펴본 바, 외부환경에 대한 물리적인 경계인 피부를 비롯하여 호중구, 대식세포 등이 등장하는 단계까지의 방어시스템을 일컬어 자연면역이라 한다. 자연면역은 타고난 것으로 대부분의 생명체가 갖고 있는 것이다. 똑같은 환경에서 살아도 감기에 잘 걸리는 사람과 잘 걸리지 않는 사람이 있는 것은 바로 이 자연면역의 기능적 차이 때문이라고 볼 수 있다.

2) 후천성 면역 : 획득면역

앞에서 우리는 인간 면역 체계의 중심에 백혈구가 있음을 보았다.

백혈구의 3분의 1은 림프구이며, 그 중 70퍼센트가 T림프구, 15퍼센트가 B림프구, 그 외는 NK세포다. T-세포와 B-세포의 림프구는 자연면역을 격파하고 침입해오는 이물을 파괴하는 역할을 수행하는데, 이들은 후천적으로 생기는 것이기에 후천성 면역, 즉 '획득면역'이라 불린다. 그래서 유행성 감기 바이러스에 대한 면역을 획득하기 위해서는 적어도 한번은 해당 바이러스에 감염될 필요가 있는 것이다.

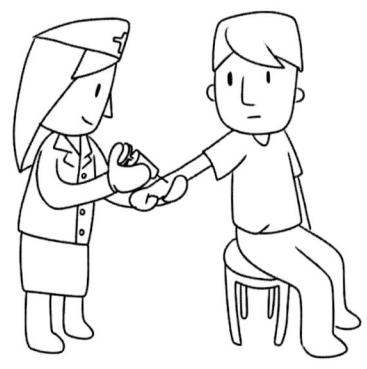

예방접종은 이런 획득면역의 원리를 이용한 대표적인 처방법이다. 살아 있는 균을 약화시켜 만든 생백신, 균을 죽여 만들거나 균의 일부 성분을 추출하여 만든 사백신, 다른 사람 내지는 동물의 신체에서 이미 만들어진 항체, 이러한 것들을 투여함으로써 면역력을 높이는 것이다.

일반적으로 생백신은 접종을 하면 자연 감염과 비슷한 반응이 일어나기 때문에(물론 약화된 균이기 때문에 증상이 덜하거나 없을 수도 있다) 한 번의 접종으로 장기간, 혹은 일생동안 지속되는 면역

반응을 유발한다. 홍역이나 볼거리가 대표적인 예이다.

반면 사백신은 투여하는 항원의 양이 적기에 효과를 얻기 위해서는 반복 투여가 필요하다. 총 세 차례 접종을 해야 하는 B형간염 백신이 대표적인 예이다.

획득면역은 사람과 같은 고등생물에서만 존재하는 면역 체계로써 자연면역과는 달리 언제나 활성화된 상태가 아닌 항원에 의해 유도되고 각 항원에 특이적으로 작용하기 때문에 자연면역에서는 볼 수 없는 몇 가지 특징을 지니고 있다. 이 특징들은 우리 몸의 면역 체계가 갖고 있는 일반적인 특징이기도 하다.

☑ 특이성(specificity) : 획득면역반응의 결과 생성된 요소들은 원칙적으로 자신의 생성을 유도한 항원에 대해서만 반응한다.

☑ 다양성(diversity) : 획득면역은 기존의 수많은 물질뿐 아니라 이론적으로는 아직까지 만들어지지 않은 물질에 대해서도 특이적으로 반응할 수 있는 능력이 있다. (T림프구와 B림프구 레퍼토리의 다양성)

☑ 기억(memory) : 특정 항원에 대한 노출 횟수가 증가할수록 그 항원에 대한 특이적 면역반응의 속도와 강도도 증가한다.

☑ 자가조절 기능 : 획득면역반응은 특정 항원에 의해 유도되며, 그 항원이 사라지게 되면 함께 없어진다.

☑ 자기(self)와 비자기(non-self)의 구별 : B림프구와 T림프구는 자신의 항원과 자신이 아닌 항원을 구별할 수 있는 특이적인 항원 수용체를 가지고 있어서, 원칙적으로 자신이 아닌 항원에 대하여만 면역 반응을 일으킨다.

① 면역 사관학교, 흉선(胸線)

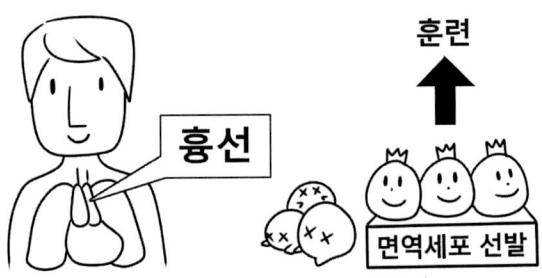

　1961년, 인공적으로 백혈병을 일으키기 쉽게 한 쥐에서 흉선을 떼어 내는 실험을 했다. 그 결과 실험에 사용된 쥐는 감염에 취약해지고 이종(移種)의 적혈구에 대한 항체가 생기지 않으며 수명이 매우 짧아진다는 사실이 확인되었다. 그로써 오랫동안 흉선을 필요 없는 장기라고 여겨왔던 인식은 바뀌었다. 흉선이야말로 면역의 중추 장기임을 알게 된 것이다.

　흉선은 좌우 2장으로 된 백색의 작은 장기로 가슴 한 가운데, 뼈 뒤쪽으로, 심장의 전면을 덮는 듯 위치해 있다. 2~3개월의 태아일 때 최초로 생기며 태어난 직후에는 지방이 생성되기 시작하여 10대 초반까지 약 35g 정도로 자란다. 이후로는 점점 작아져서 40대가 되면 18g, 70~80대가 되면 흔적 정도만 남게 된다. 이러한 변화는 면역 체계의 확립 및 발달과 관계가 있다고 여겨진다.

　즉 태아 시기에는 면역 체계를 구축하기 위해 흉선이 활발하게 활동하고 태어날 무렵에는 시스템을 거의 완성시키는 것이다. 반면 노년기가 되면 흉선은 흔적만 남게 된다. 물론 완전히 사라지지는 않는다. 말초의 림프구가 없어질 위기가 오면 흉선은 언제든 다시 기능한다.

흉선은 국방의 엘리트를 길러내는 사관학교에 비유할 수 있다. 사관학교가 젊은 학생들을 선발, 국가 방위의 임무를 수행하는 전사로 훈련시키는 기관인 것처럼, 흉선도 면역 세포의 엘리트를 선별하여 그것들로 하여금 신체를 방위하도록 훈련을 시키는 기관이다.

태생기(胎生期)에는 간장(肝臟)에서, 성숙기(成熟期) 후에는 골수(骨髓)에서 줄기세포라는 모든 혈액세포의 근원이 생성된다. 줄기세포는 곧 이어 증식과 분열을 하게 되고 그렇게 해서 완성된 림프구는 흉선에 가득 찬다. 10대의 흉선에는 약 10억 개의 림프구가 자리 잡고 있으며 활발하게 증식을 반복한다.

흉선은 이들 림프구에 대하여 두 가지를 테스트 한다. 한 가지는 비자기(non-self)를 인식할 수 있는지의 여부이고, 또 다른 한 가지는 자기(self)와 비자기(non-self)를 구별할 수 있는지의 여부이다.

흉선이 이렇게 하는 것은 외부로부터 자기가 침해될 때 병원체를 정확히 인식하고 방어할 수 있으면서도 자기에 대해서는 해를 가하지 않을 수 있는 림프구를 선별하기 위함이다. 이 테스트를 통과하는 림프구는 겨우 3~4% 뿐이라고 한다. 테스트를 통과하지 못한 림프구에겐 죽음이 기다리고 있으며 이처럼 프로그램화 되어 있는 죽음이 세포사(細胞死)이다. 선발되어 살아남은 세포들은 흉선을 뜻하는 "Thymus"에서 머리글자 "T"자를 따와 T-세포라고 불린다. 흉선이라는 사관학교를 졸업한 T-세포는 혈액을 타고 림프절과 비장, 편도선 등의 면역장기로 이동하여 면역반응의 주역으로서 맡은 바 임무를 완수한다.

하지만 흉선의 테스트 프로그램은 완벽하지 않다. 간혹 시험을 통과하지 못한 림프구가 흉선의 감시망을 피해 살아남기도 하기 때문이다. 그렇게 살아남은 T-세포를 '자기응답성 T세포'라 하는데, 류마티스 관절염과 같은 자가면역 질환은 바로 이 자기응답성 T-세포가 자기(self)를 공격할 때 일어나는 질병이다.

② 잘 훈련된 사관생도, T-세포

골수(骨髓)에서는 모든 혈액세포의 원료인 줄기세포라는 세포가 만들어지고 있다. 이 줄기세포가 골수(骨髓)를 떠나 흉선으로 흘러 들어가 분열, 증식하여 T-세포가 된다.

1960년대까지만 하더라도 T-세포의 종류가 한가지뿐인 줄 알았으나 이후 기능이 다른 여러 세포로 분열하는 것이 확인되었다. 그래서 T-세포는 흉선에서 훈련과정을 마치고 나면 Killer T-세포(살해 T-세포), Helper T-세포(도움 T-세포), Suppressor T-세포(억제 T-세포)의 3종류로 나눠진다.

HIV바이러스(AIDS바이러스)는 T림프구, 그중에서도 중심이 되는

Helper T-세포에 감염되고 이 세포에 의존적인 다른 T림프구나 B 림프구 역시 제 기능을 못하게 함으로써 바이러스를 계속 증식시켜 서서히 면역계를 파괴한다. 때문에 에이즈 바이러스에 감염이 된 후 시간이 경과하면 건강한 사람이라면 쉽게 이겨낼 수 있는 병원균도 이겨내지 못하여 사망에 이르게 되는 것이다.

③ 항체라는 미사일 부대, B-세포

T-세포와 더불어 림프구의 2대 공격수로 간주되는 세포가 B-세포이다. 혈액 내에는 약 2조 개의 림프구가 존재하는데, 그 중 20~30%가 항체를 만들어 세균과 바이러스에게 발사하는 미사일 부대, B-세포다.

T-세포와 B-세포는 생성되는 장소는 똑같다. 골수에서 만들어진 줄기세포가 골수를 나와 흉선으로 들어가면 T-세포가 되고, 골수에서 그대로 성숙하면 B-세포가 되는 것이다. 이 두 세포는 신체의 각 부분에 배치되어 면역 시스템의 중요한 역할을 담당하게 된다.

T-세포와 B-세포는 현미경 아래에서도 분간이 잘 안 될 정도로 외형적으로는 같지만 역할은 아주 다르다. T-세포는 주로 바이러스에 감염된 세포를 찾아내 제거한다. 반면에 B-세포는 항체라는 물질을 만들어낸 후 그것을 이물(異物)을 향해 발사, 살해하는 임무를 맡고 있다.

예를 들어 감기 바이러스가 체내에 들어왔다고 하자. 이 바이러스는 림프액의 흐름에 편승하여 B-세포가 있는 림프절에 들어간다. B-세포 표면에는 안테나 역할을 하는 항체 분자가 줄을 서 있다가 침입해 들어오는 바이러스와 결합하여 세포 안으로 끌고 들어가 바이러스를 산산조각 내버린다. 그 다음 조각난 바이러스의 부스러기를 B-세포 표면에 제시한다. 이어서 Helper T-세포가 이 부스러기를 인지하고 인터루킨(백혈구 상호 간의 신호 물질)을 발사하면, 곧 이것을 신호로 B-세포가 세포 분열하여 항체가 합성될 수 있도록 성질을 변화시킨다.

이것이 항체를 생산하는 플라스마(plasma) 세포다. 플라스마 세포는 대량의 항체를 합성한 다음 표적 바이러스를 향하여 항체를 발사하여 바이러스를 살상한다. 한 마디로 항체는 미사일과 같은 것이고 B-세포는 미사일 제작소 겸 발사대라 할 수 있다.

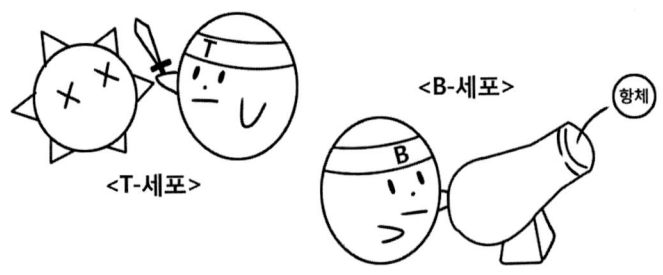

두 세포는 외형적으로 같지만, 하는 일은 다르다.

03
면역계의 독특한 특징들

1) 세포가 기억을?

면역 기능의 중요한 특성 중 하나는 기억력이 있다는 점이다. 예를 들어 홍역(紅疫)에 한번 걸리고 회복하게 되면 다시는 홍역이 발병하지 않는데, 이는 림프구에 있는 기억 작용 덕분이다. 이것을 '면역학적 기억'이라 한다.

한번 비자기로 판단하여 제거한 항원, 예를 들면 홍역 바이러스의 정보는 면역계라는 파일함에 오랫동안 보관된다. 따라서 다음에도 똑같은 항원이 들어오면 그 항원에 대한 기억을 가진 세포가 곧바로 증식하여 효율적으로 항원을 제거하기 때문에 증상이 나타나기 이전에 치료가 되는 것이다.

시험관을 사용하여 이러한 면역반응을 재현하면 더욱 일목요연하게 그 현상을 관찰할 수 있다. 기억을 가진 세포는 모든 림프구의 1% 이하로 극히 일부분이지만, 이전과 똑같은 항원이 들어오면 신속하게 분열하여 증식하기 시작한다.

이러한 면역기억 기능을 이용한 대표적인 예가 바로 백신을 사용한 예방접종이다. 획득면역계에 인위적으로 독성을 약하게 한 항원을 체내에 주사하여 항원에 대한 기억을 심어놓음으로써 이후에 있을 항원의 침입에 대비하는 것이다. 이 기억을 가진 면역 세포는 지속시간이 길어 수십 년 이상 계속 살아있는 경우도 있기 때문에 한 번 홍역에 감염되고 나면 일평생 홍역에 걸리지 않게 되는 것이다.

백신을 만드는 방법에는 두 가지 종류가 있는데, 하나는 살아있는 균을 약화시켜 만든 '생(生)백신'이고 다른 하나는 균을 죽여 만들거나 균의 일부 성분을 추출하여 만든 '사(死)백신'이다. 일반적으로 생백신은 접종을 하면 자연 감염과 비슷한 반응이 일어나기 때문에 홍역과 같이 한 번의 접종으로 장기간 혹은 일생 동안 지속되는 면역반응을 유발한다. 반면 사백신은 투여하는 항원의 양이 적으며 예방력을 충분히 얻기 위해서는 반복적인 투여가 필요하다. 주사를 총 세 번 맞아야 하는 B형간염 백신이 대표적인 예이다.

2) 주민등록증을 갖고 있는 세포

앞선 예들은 모두 외부에서 침입한 바이러스나 세균을 파괴하여 질병에 걸리지 않도록 우리 몸을 방어하는 시스템이다. 그런데 우리의 신체는 병원체에만 반응하는 것이 아니라 그 밖의 뜻하지 않은 신체 변화에도 반응한다.

그 단적인 예로 장기이식을 들 수 있는데, 다른 사람의 장기를 그대로 이식하게 되면 일반적으로 우리의 면역 체계는 강한 거부반응을 일으킨다. 때문에 장기 이식의 경우, 그 가능 조건이 까다롭고 그 범위도 제한적이며, 이식을 하더라도 면역 억제제로 면역 반응을 미리 억제하며 시술을 행하게 된다.

또 혈액형이 A형인 사람에게 B형을 수혈할 때 면역계가 자기와는 다른 혈액형을 비자기로 인식하여 거부반응을 일으키는 것도 흔히 볼 수 있는 예다.

이들 예에서도 다시금 확인할 수 있듯이, 면역이란 병원체만이 아니라 장기나 혈액과 같은 것에 대해서도 자기와 비자기를 구별, 비자기를 제거하여 자신을 지키는 시스템이다. 가령, 심장의 모양은 인종이나 성별을 가릴 것 없이 모두 비슷하기 때문에 모양이나 크기만 보고서는 이 심장이 내 것, 저 심장은 네 것이라고 구별할 방법이 없다. 그러나 면역시스템은 단번에 자기와 비자기를 판단해내고 다른 사람의 심장이 이식되는 것에 대해 거부반응을 일으킨다.

실제로 모든 세포에는 나의 것임을 증명하는 명찰이 붙어있다. 면역계는 이것을 기준으로 자기와 비자기를 식별하는 것인데 이 명찰을 'MHC항원'이라 한다. MHC란 'Major Histocompatibility Complex', 즉 '주요조직 적합유전자 복합체'라는 말의 약자인데, 사람의 경우에는 'HLA(Human Leukocyte Antigen;인간백혈구항원)'라 하고 있다. HLA항원은 '유전자-군'으로 된 단백질로 사람의 여섯 번째 염색체에 존재한다. 자기와 똑같은 HLA를 가진 다른 사람과 만나게 될 확률은 수만 분의 1이기 때문에 HLA항원은 자기 자신을 특정 짓는 본인만의 명찰인 셈이다.

친자확인 소송에서 친자 여부를 가릴 때에도 이 HLA항원을 조사한다. 또 HLA항원 조사를 통해 머리카락 한 개만 있어도 살인사건을 해결할 수 있다. 장기이식 수술에서 장기제공자와 수여자의 적합성 기준도 이 HLA항원이 결정한다. 골수이식 수술에는 HLA가 조금이라도 다르면 성공률이 반감된다. 면역 세포의 근원이 되는 세포를 이식하는 수술이기 때문이다. 만약 HLA가 다른 타인의 면역 세포가 나의 신체를 돌아다닌다면 그 근처에 있는 장기나 조직을 비자기로 인식하여 공격을 할 것이고 결국 온 몸이 철저하게 파괴되어 죽음에 이르고 말 것이다.

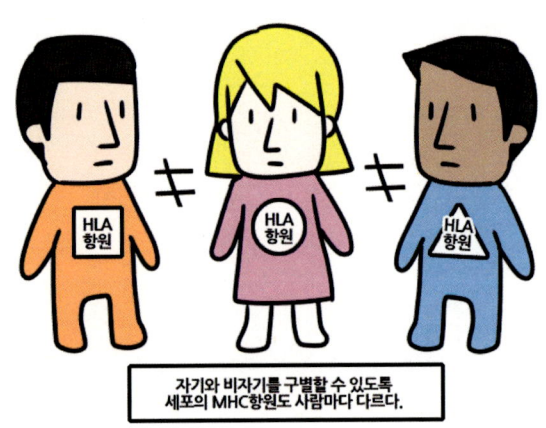

자기와 비자기를 구별할 수 있도록 세포의 MHC항원도 사람마다 다르다.

3) 타인에겐 엄격한, 하지만 자기에겐 관대한 면역

정상적인 면역 시스템의 놀라운 특성 중 하나는 면역계가 엄청나게 다양한 종류의 미생물에 대해 반응할 수 있으면서도 자기 자신의 항원에 대해서는 반응을 일으키지 않는다는 사실이다. 마치 수많은 군인들이 한데 뒤엉켜 전투를 치르는 상황에서도 아군끼리는 서로 정확히 구별하여 절대로 공격하지 않는 것과 같다고도 할 수 있다.

이를 면역학에서는 면역 관용(immunological tolerance)이라고 부른다. 즉 면역 관용이란 자기 항원에 대한 무반응을 말하는데, 이렇게 면역 시스템이 자기 항원을 정확하게 구별할 수 있는 것은 정상적인 림프구 성숙 과정 중에 자기 항원을 인식할 수 있는 능력을 지닌 림프구만이 끊임없이 만들어지기 때문이다.

보안 시설이 철두철미한 아파트를 생각해보자. 아무리 보안 시설이 철저하더라도 그 아파트에 거주하는 주민은 아무런 제약 없이 아파트에 쉽게 드나들 수 있다. 아파트에 사는 주민은 자신의 아파트에 드나들기 위해서 그 아파트 주민임을 증명하는 어떤 특정 표식을 지니고 다니기 때문이다. 그렇게 하지 않으면 아파트를 지키는 보안 업체 직원들을 매번 피해서 자기 집에 드나들어야 하는데, 이는 도둑이나 주민이나 별반 다를 것이 없는 일이 아니겠는가.

이와 같이 우리 몸속의 수많은 자기 항원들은 외부의 미생물과는 달리 언제나 면역계통에 쉽게 접근할 수 있다. 마치 자신이 사는 아파트에는 쉽게 드나들 수 있는 것과 마찬가지다. 자신이 사는 집을 수없이 드나들 듯 자기 항원도 면역계통을 쉼 없이 드나든다.

그렇기 때문에 단순히 림프구로부터 자기 항원을 숨기는 방식만으로는 면역계통과 자기 항원의 반응을 억제하기에 역부족일 수밖에 없다. 따라서 자기 항원에 대한 면역반응을 방지하는 기전이 반드시 존재해야만 한다. 아파트 주민에게 보안시스템을 통과하는 필요한 마스터키를 제공하는 것처럼 말이다. 이러한 기전들은 면역계통의 기본 특성 중 하나인 자기와 비자기(보통의 경우 외부 미생물) 항원을 구별하는 능력을 책임진다. 만약 이러한 기전들이 정상적으로 작동하지 못하면 면역계통은 자기 자신의 세포와 조직을 공격하게 될 수도 있는데, 이러한 반응을 '자가면역(autoimmunity)'이라고 부르며 이로 인해 일어나는 질병을 '자가면역 질환'이라고 한다.

04
자기가 자기를 공격하는 질병, 자가면역 질환

　사람의 면역 체계는 유해한 세균이나 독소의 침입으로부터 우리 몸을 방어하는데, 면역 세포는 자기와 비자기를 구별하는 능력을 갖추고 있어서 세균이나 바이러스, 그리고 암세포만을 정확하게 찾아내서 공격한다. 그런데 이러한 면역 세포가 엉뚱하게 자신의 신체조직을 공격하는 것이 바로 자가면역 질환의 특징이다.

　자기를 공격하는 면역 세포의 주요 공격 대상은 간, 신장, 부신, 난소, 췌장, 피부, 관절, 근육, 신경섬유, 타액선, 생식기, 혈관, 눈물선 등 광범위하다. 피부를 공격하면 홍반이나 물집이 발생하고 색소 변화가 생긴다. 관절을 공격하면 관절통, 뻣뻣함, 관절 기능 소실 등의 증상이, 신경섬유를 공격하면 마비 증세가 나타나게 된다.

　이처럼 다양한 부위에 증상이 나타나는 자가면역 질환은 지금까지 알려진 그 종류만 80가지가 넘는 것으로 밝혀졌다. 이처럼 자가면역 질환의 종류가 많은 이유는 면역 세포가 인체의 어느 부위를 공격하느냐에 따라 얼마든지 새로운 병이 생길 수 있기 때문이다.

　가령 면역 세포가 관절과 근육, 인대를 공격하면 류마티스 관절염, 척추 관절과 인대를 공격하면 강직성 척추염, 세포의 핵을 공격하면 루푸스, 피부 근육을 공격하면 피부근염과 경피증, 침샘·눈물샘·질의 바톨린 샘을 공격하면 쇼그렌 증후군, 구강 점막·눈 점막 및 성기 점막을 공격하면 베체트병, 장 점막을 공격하면 궤양성 대장염과 크론병, 간을 공격하면 자가면역성 간염, 혈소판을 공격하면 백반증, 모낭을 공격하면 원형탈모증, 섬유조직을 공격하면 섬유조직염, 신장 사구체를 공격하면 IgA 신염으로 불리게 된다.

물론 몇몇 질환은 미용 상의 문제 외에는 큰 해가 없기도 하지만 장기나 조직이 딱딱하게 굳어지는 전신성 피부경화증이나 몸의 골격근을 움직이는 운동신경세포가 점차 사멸해 근육이 위축되거나 마비·경직되는 루게릭병처럼 치명적인 병도 있다.

05
자가면역 질환의 원인

그렇다면 이러한 면역계통의 혼란이 왜 일어나는 것일까? 그 원인은 매우 다양하다. 체세포 돌연변이에 의해 일어날 수도 있고 바이러스의 감염에 의한 형질전환에 의해 일어날 수도 있으며, 도움 T-세포의 기능 항진, 억제 T-세포의 기능 저하로 인한 B-세포의 활성화 등이 자가면역 질환을 일으킬 수 있는 원인으로 알려져 있다.

이러한 원인들을 크게 두 종류로 구분해 보면 생물화학적 원인과 환경적 원인으로 나눌 수 있다.

1) 생물화학적 원인

① 유전적 원인

자가면역 질환은 그간 여러 실험을 통해 유전적 원인이 있는 것으로 판명되었다. 가령, 실험용 쥐 실험을 통해서 자가면역성 용혈성 빈혈이, 비만형 닭 실험을 통해서는 갑상선염이 유전적 지배를 받는 것으로 밝혀졌다. 사람의 경우도 하시모토병(Hashomoto Disease) 환자의 경우 항 갑상선 항체 생산의 가족력이 확인되었으며, 류마티스 관절염의 인자에서도 가족력이 확인되었다. 터너증후군과 다운 증후군 환자에게서 하시모토병과 갑상선 자가 항체의 발생 빈도가 높다는 사실 또한 염색체 이상과 자가면역 질환과의 상관관계를 시사해 주고 있다.

② 잠재 항원(occult antigen)

일부 자기 항원은 발생 해부학적 특성으로 인해 태생기나 신생아기에 면역 세포와의 접촉이 이루어지지 않아 면역 관용이 일어나지 않는 경우가 있다. 성장 후에도 정상적으로는 면역 세포와의 접촉이 차단되지만 외상이나 감염과 같은 원인으로 인해 이러한 항원이 혈류나 림프액에 나타나게 되면 이를 비자기 항원으로 인식하여 자가 항체 및 감작 림프구의 생성을 일으킨다.

예를 들어서 한쪽 고환에 외상을 입어 항원이 혈류에 유출되면 그에 대한 항체가 형성되어 2-3주 후에는 반대쪽의 고환에 고환염이 생성된다. 또, 한쪽 눈에 외상을 입었을 경우 수정체 항원의 항체가 형성되어 반대쪽의 눈에도 염증을 일으키는 교감성 안염도 이와 같은 예를 보여주는 질환이다.

③ 자기 구성 항원의 수식(modification)

대사이상, 감염, 물리화학적 요인 등에 의해 자기 항원이 수식되어 (변형되어) 비자기로 인식됨으로써 항체에 의한 자가면역을 유발할 수도 있다. 어떤 종류의 바이러스는 감염된 림프구상의 항원의 수식 또는 새로운 항원의 출현을 가져온다.

④ 외래 항원과 자가 항원의 교차반응

체내에 도입된 자기 항원과 공통된 항원 결정기를 가진 항원에 의해 생성되는 항체에 대해 교차반응을 일으키는 자가면역 질환이다. 예를 들어, A군 용혈성 연쇄구균과 심내막 성분은 공통항원을 가짐으로써 그 균의 감염 후 항 심근 항체가 생산되어 자가면역 질환을 유발한다.

2) 환경적 원인

① 잘못된 식습관

자가면역 질환의 가장 큰 원인 중 하나로 잘못된 식습관을 꼽을 수 있다. 우리 몸이 활동하기 위한 에너지를 얻기 위해서는 음식을 섭취해야 한다. 하지만 음식을 먹는다는 것은 단순히 살기 위해 먹는 것 이상의 의미를 갖는다. 우리는 별다른 고민 없이 음식을 선택해서 먹는다고 여기지만, 사실 여기에는 여러 가지 요인들이 복합적으로 작용한다. 즉 현재의 건강상태, 감정상태, 영양지식, 음식의 외관이나 질감, 음식의 가격, 편리성, 소득 수준, 과거의 기억이나 학습, 건강에 대한 신념, 종교적 이유, 매스컴의 영향, 주거환경 등 많은 요인들의 상호작용을 통해 선택된 음식물들이 우리 몸속으로 들어오는 것이다.

그런데 현대인들의 식생활은 이상적이고 균형 잡힌 식단에서 점점 멀어지고 있다. 특히 최근 50여 년간의 식생활 변화는 현대인들의 건강을 크게 위협하고 있다. 총에너지섭취량은 과거에 비해 부족하기는커녕 넘치고 있지만 실제로는 비타민과 미네랄을 충분히 섭취하지 못하고 있다. 또 건강에 유익한 불포화지방산과 복합당질 대신 포화지방산과 단순당 섭취가 크게 증가하고 있다.

미국의 경우 하루 총 섭취 에너지양의 약 72%를 가공식품에서 얻고 있다는 통계가 있다. 서구화된 우리 식탁도 가공식품이 차지하는 비율이 꾸준히 증가하면서 칼로리나 설탕, 지방, 소금, 식품첨가물이 풍부할 뿐 필수 영양소는 점점 부족해지고 있는 상황이다.

우리 몸의 면역 기능은 영양 상태와 깊은 관련이 있다. 영양섭취를 충분히 하지 못하거나 특정 음식만을 과도하게 편식하여 생기는 영양의 불균형은 우리 몸의 면역 시스템을 항진시키거나 저하시키는 중요한 요인이 된다.

예를 들어 아미노산의 섭취가 부족하면 외부로부터 침입한 이물질을 정확히 인지하여 파괴하는 항체와 그 항체의 활동을 돕고 이물질을 제거하는 보체가 잘 형성되지 않는다. 또 비타민이나 무기질이 부족해지면 T-세포와 B-세포가 제대로 생성되지 못하여 외부의 침입에 노출되었을 때 몸을 보호할 수 있는 능력이 현저히 떨어지게 된다.

한편 대부분의 자가면역 질환이 항체의 기능이 과도하게 항진되어 나타나는 질병인 만큼, 충분한 영양 섭취가 오히려 질병을 악화시킬 것이라고도 생각할 수 있다. 하지만 그런 생각은 옳지 않다. 오히려 영양섭취가 부족하거나 영양의 불균형 상태에 놓였을 때 자가면역 질환이 더욱 쉽게 발병한다. 왜냐하면 자가면역 질환은 전체적인 면역력이 너무 강해거나 혹은 너무 약해서 생기는 것이 아니기 때문이다. 자가면역 질환은 몇몇 불량한 면역 세포의 기능이 항진되어 발생하는 것이기에, 결국 면역 시스템의 균형을 개선하기 위해서는 고른 영양 섭취가 필요하다.

이는 마치 임산부가 영양 섭취를 제대로 하지 못하거나, 칼로리만 높고 실제로 몸에 필요한 영양소들은 거의 없는 패스트푸드와 같은 음식을 편식하게 되면 산모 뱃속의 태아가 정상적으로 자랄 수 없는 것과 같은 이치이다. 태아가 성장하기 위해서는 필수 영양소의 공급이 필요한데, 전체적인 영양 공급이 부족하거나 특정한 영양소만 과도하게 공급될 경우 태아는 정상적으로 발육할 수 없다. 이렇게 뱃속에서부터 충분한 영양공급을 못 받고 자란 태아는 미숙아가 될 가능성이 많고 심한 경우에는 기형아가 될 수도 있다. 설사 태어났을 당시 외형적으로는 정상적으로 보인다 할지라도 성장을 하는 과정에서 잠재되어 있던 문제들이 하나 둘 발견되고, 이는 질병의 발병으로 나타날 수 있다.

면역 세포도 이와 마찬가지다. 면역 세포의 생성 시기에 충분한 영양공급이 뒷받침되지 못할 경우, 면역 세포는 비정상적으로 생성이 되거나 설사 외형은 면역 세포의 모양을 갖추었더라도 면역 세포로서의 기능을 제대로 수행하지 못하고 자가 항원을 공격하는 비정상 면역 세포로 자라나게 되는 것이다.

이처럼 면역 기능의 이상을 막으려면 우리 몸이 전체적으로 건강한 상태를 유지해야 한다. 면역 시스템은 혼자 독립적으로 작동하는 것이 아니라 그보다 상위 레벨인 자율신경계 시스템, 내분비 호르몬 시스템, 정신계 시스템, 또 그 상위의 대사기능 시스템과 밀접하게 관련을 맺으며 유기적으로 움직이기 때문이다.

면역 시스템은 이들 시스템의 영향을 받기 때문에 면역 기능을 정상으로 회복하려면 병적 상태에 놓여 있는 상위 시스템들도 동시에 개선되어야 한다. 다시 말해 온몸이 건강해야 면역 기능이 균형을 유지하고 면역 세포로서의 기능을 제대로 수행할 수 있게 된다.

건강증진을 위한 식습관은 각 영양소가 골고루 들어있는 균형 잡힌 다양한 음식을 적당량으로 골고루 섭취하는 것이다. 예를 들어 하루 2,000kcal가 필요한 성인의 경우, 하루 3끼 식사에 채소와 단백질이 많은 반찬을 골고루 섭취하고 우유 한 잔과 과일 등을 간식으로 먹는다면 면역 시스템이 충분한 영양 공급을 받고 균형을 유지할 수 있게 될 것이다.

② 과도한 스트레스

자가면역 질환의 또 다른 원인으로 과도한 스트레스를 들 수 있다. 나날이 복잡해지는 사회구조와 과도한 업무 및 학업, 대인관계에서 오는 어려움 등으로 인하여 현대인들은 너나할 것 없이 스트레스를 경험하며 살아간다.

물론 스트레스를 완전히 없애는 것은 사실상 불가능하며, 적절한 스트레스는 삶의 의욕을 고취시키는 원동력이 될 수도 있다. 그러므로 스트레스를 적절한 수준으로 관리하고 건강과의 연관성을 살펴 스트레스로 인하여 질병이 발생하거나 악화되지 않도록 노력하는 것이 중요하다.

아직도 잘 알려지지 않은 부분들이 많지만 스트레스가 면역 기능을 떨어뜨리고 고혈압, 암, 동맥경화, 피로, 우울, 불안, 탈모, 불면증, 불임, 유산 등의 신체적, 정신적 질환을 일으키는 위험요인인 것은 분명하다. 특히 임상에서 흔히 접하는 건강 문제들 중 70% 정도가 스트레스와 관련이 있으며 환자들이 경험하는 증상이나 질환들은 다시 스트레스로 작용하여 본래의 스트레스가 더욱 증가하는 악순환이 반복되는 실정이다.

스트레스 반응을 유발하는 스트레스 인자는 감염, 화학물질에의 노출 등과 같이 직접 신체에 영향을 미치는 것일 수도 있고, 사랑하는 사람의 죽음이나 다가오는 위험의 자각 등과 같은 정신적인 것일 수도 있으며, 이 두 가지 요소가 혼합된 것일 수도 있다. 또한 스트레스 인자는 불과 몇 분에서 수 시간 내에 발휘되는 급성, 1개월 미만의 기간을 두고 발휘되는 아급성, 수개월에서 수년간에 걸쳐 영향을 미치는 만성으로 분류되기도 한다. 일반적으로 스트레스 인자의 종류와 기간에 따라 신경내분비계의 반응과 면역 체계의 변화도 다양하게 나타나는 것으로 알려져 있다.

스트레스에 의해 자극되는 부신 호르몬은 스트레스 초기에는 면역계를 자극하여 저항력을 높이고 회복을 가속화시켜 신체의 방어작용을 증가시키는 긍정적 효과를 가져다주는 것으로 여겨진다. 하지만 코티졸과 같은 호르몬은 T-세포와 B-세포를 억압하거나 손상시켜 전염성 질환에 대한 저항력을 떨어뜨림으로써 감염성 질병에 대한 감수성을 높일 수 있다. 또한 스트레스를 받은 기간과 정도도 면역 기능에 중요한 영향을 미치는 것으로 여겨지고 있다.

특별히 스트레스의 정도가 심하거나 오랜 기간 지속되면 면역 기능이 저하되는 것으로 밝혀져 있다. 지속적인 스트레스 상태에서는 건강증진 반응이 약해지고 스트레스 발생 시 이에 적절히 대응하는 데 필요한 부신 호르몬들이 줄어들면서 면역반응이 약화되는 것이다.

지금도 심리적 스트레스가 각종 면역 기능을 감소시키고 신체적 질병에 대한 감수성을 증가시킬 수 있음을 증명하는 많은 연구들이 보고되고 있다. 지속적인 스트레스를 받게 되면 몸에 염증이 생기고 이 염증은 주변의 세포를 파괴하여 그 세포 조각들이 혈액 속을 떠돌아다니게 된다. 이 경우 가뜩이나 좋지 않은 몸 상태 때문에 외부의 적이 언제 쳐들어올지 몰라 노심초사하던 면역 세포가 이를 보고 흥분하여 자신의 세포 조각을 이물질 조각으로 오인하고 공격을 가한다. 면역 시스템이 깨져 자가면역 질환이 발생하는 것이다.

대다수의 자가면역 질환 환자들이 저마다 사연은 다르지만 과도한 스트레스에 시달린 경험을 가지고 있다. 또한 자가면역 질환 환자들은 다른 사람들보다 훨씬 예민하고 섬세한 성격을 지니고 있어서 아주 작은 일에도 스트레스를 받고 잘 털어내지 못하는 경우가 많다. 즉, 자가면역 질환 환자들은 스트레스에 노출되기 쉬운 환경에 놓여 있기도 하지만 스트레스에 약한 성격을 가지고 있어서 스트레스를 더 키우는 측면도 있는 셈이다. 실제로 임상에서 환자들을 치료하다 보면 환자가 지속적으로 받은 스트레스가 병을 키웠다는 확신을 갖게 되는 경우가 허다하다.

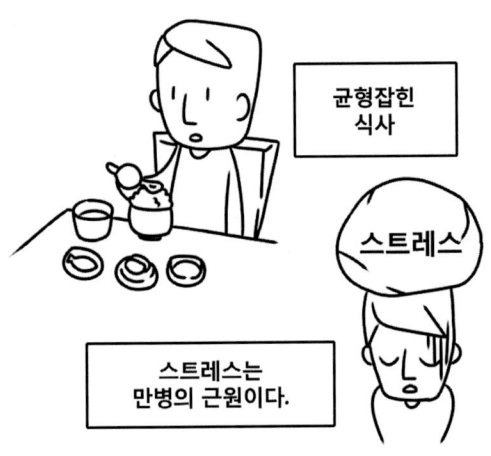

06
자가면역 질환 치료를 위한 조언

　과로, 양방의 약물, 태양광선 등도 자가면역 질환을 유발한다. 그 외에도 자가면역 질환을 유발하는 원인은 수없이 많다. 분명한 것은 현대에 들어 자가면역 질환 환자들이 급증하고 있다는 사실이다. 이런 급격한 증가 추세는 의학기술의 발달 때문에 다른 병으로 진단되었던 병들 중 상당수가 자가면역 질환으로 새롭게 진단되면서 나타나는 현상이기도 하지만, 무엇보다 현대인들이 산업발달의 부산물인 오염된 공기와 물을 마시고, 식품 첨가물이 잔뜩 들어간 영양이 불균형한 음식을 먹고, 운동 또한 부족한 상태에서 만성적인 스트레스에 시달린 결과라고 볼 수 있다.

　이런 이유로 한의학에서는 서양의학처럼 단순히 면역 억제제, 스테로이드 등으로 면역 기능을 억제함으로써 면역 세포가 자기 몸을 공격하지 않도록 막는 것이 아니라 여러 치료를 병행하여 과잉 면역 반응을 억제하는 동시에 면역 기능 자체를 정상적으로 회복시키는 치료에 중점을 두는 것이다.

☑ 자가면역 질환의 종류

류마티스 관절염 (rheumatoid arthritis)

전신성 경피증 (Progressive systemic sclerosis, Scleroderma)

전신 홍반성 낭창 (lupus) : 항핵 항체성, 약물 유도성

췌장세포 항체에 의한 인슐린 의존성 소아기 당뇨병

아토피 피부염

원형탈모증 (alopecia areata)

건선(乾癬)

천포창

천식

아프타구내염

만성 갑상선염

(하시모토氏 갑상선염 Hashimoto's thyroiditis)

일부의 후천성 재생불량성 빈혈

일차성 간경변 (원발성 담즙성 간경변)

궤양성 대장염

베체씨병 (Behcet's disease)

크론씨병

실리코시스 (규소 폐증)

아스베스토시스 (석면 폐증)

IgA 신장 질환

연쇄상구균감염후 사구체신염 (PSGN)

쇼그렌 증후군 (Sjögren Syndrome)

길리안-바레 증후군 (Guilian-Barre syndrome)

피부근염 (dermatomyositis)

다발성 근염 (polymyositis)

다발성 경화증 (multiple sclerosis)

자가면역성 용혈성 빈혈 (Autoimmune hemolytic anemia)

자가면역성 뇌척수염

중증 근무력증 (Myasthenia gravis)

그레이브씨 갑상선 항진증 (Grave's disease)

결절성 다발성 동맥염 (Polyarteritis nodosa)

강직성 척추염 (Ankylosing spondylitis)

섬유조직염 (Fibromyalgia syndrome)

측두동맥염 (Temporal arteritis)

쉬어가는 페이지

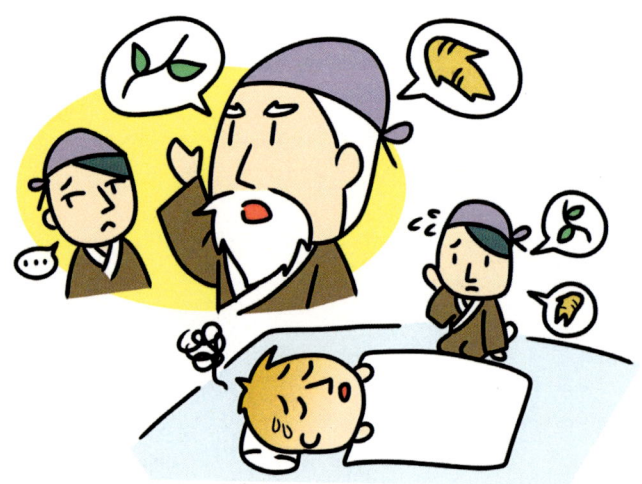

[경솔한 제자]

　옛날 어느 마을에 약초를 캐는 노인이 있었습니다. 노인에게는 제자 한 명이 있었는데 그는 욕심이 많고 교만하였습니다. 약초에 대한 지식을 조금만 알게 되면 스승인 노인은 안중에도 없고 약초를 몰래 훔쳐다 팔고 돈을 가로채기 일쑤였습니다.
　노인은 이런 제자를 탐탁지 않게 여겼습니다. 어느 날 제자가 스승의 곁을 떠나 독립을 하였는데 노인은 제자의 경험이 미천하여 많은 걱정을 하였습니다. 매사에 조심성이 없는 녀석이라 노인은 그에게 보다 열심히 가르쳐서 내보내게 되었습니다.

"잎이 없는 약초의 줄기와 뿌리는 사용하는 방법이 다르다, 줄기는 땀을 나게 하는 발한작용을 하고 뿌리는 땀을 멈추게 하는 지한 작용을 한다. 사람의 생명은 하늘에 달려있지만 만에 하나라도 약을 잘못 사용하면 약으로도 사람을 죽일 수도 있다는 것을 명심해야 하느니라."

한차례 주의를 주었지만 노인은 못내 마음이 놓이지 않았습니다. 제자는 독립을 하여 나가는 것이 좋기만 하고 잔소리를 듣지 않아도 된다는 것이 좋았습니다. 노인과 헤어진 제자는 담이 커져 약초에 대한 지식이 부족한데도 겁 없이 환자를 치료하였고 급기야 잎이 없는 약초로 환자를 죽음에 이르게 하였습니다. 제자는 고발당하여 관가로 압송이 되었고 관가의 원님은 물었습니다.

"너의 약초에 대한 지식을 누구에게 배웠는가?"

제자는 노인의 이름을 대었습니다. 노인은 즉시 관가로 끌려왔고 원님은 또 물었습니다.

"도대체 어찌 가르쳤기에 환자에게 엉뚱한 약초를 먹여 죽게 하는가?"

노인이 답했습니다.

"저는 제자가 실수할까 두려워 잎이 없는 약재의 용법을 특별히 주의를 주었습니다."

이후 노인이 제자를 불렀습니다.

"환자가 땀을 흘리고 있었느냐?"

제자가 답했습니다.

"네 온몸에 땀을 흘리고 있었습니다."

"그래서, 너는 무엇을 주었느냐"

"줄기를 주었습니다."

그 말을 들은 노인은 대노하여

"뭐라! 땀을 흘리는 사람에게 땀을 나게 하는 발한약을 주었다고?"

호통을 쳤습니다.

그리하여 제자는 곤장 40대를 맞고 옥고를 치르게 되었습니다. 옥살이를 하던 제자는 마음속 깊이 후회를 하고 반성했습니다. 모든 형을 마치고 나온 그는 스승을 찾아가 진심으로 사죄를 하였다고 합니다.

Chapter 2

한의학이 보는 병과 자가면역 질환 치료

01. 면역 질환에 대한 현대의학적 접근
02. 질병은 어떻게 발생하는가?
03. 신체 순환과 병인의 누적
04. 한의학의 약물치료
05. 한의학의 면역 질환 치료

01
면역 질환에 대한 현대의학적 접근

1) 자기가 자기를 공격하는 자가면역 질환

앞선 장에서는 우리 몸의 면역계통과 면역 질환이 발생하지 않도록 하기 위한 자가면역 방지장치들에 대해서 알아보았다. 이를 다시 간단히 정리해보자.

우리 몸의 항체들은 체내로 침입하는 세균이나 바이러스, 진균, 이물질 등을 방어하기 위한 강력한 메커니즘을 갖고 있다. 그런데 이런 항체들이 외부 침입자가 아닌 엉뚱하게 자기 몸의 세포들을 공격하게 되면 여러 문제가 발생할 수 있다. 때문에 우리의 면역 체계는 HLA라는 일종의 인식표로 내 몸의 세포들을 판별해내고 자가 항원은 절대 공격하지 못하도록 훈련되어 있다. 그럼에도 불구하고 자가 항원을 공격하는 사태가 발생할 경우 스스로 항체로서의 기능을 없애버리는 등의 자구책을 쓰기도 한다.

이처럼 강력한 자가면역 방어기전에도 불구하고 체내의 이상으로 인해 항체가 자가 세포들을 공격하는 질환이 바로 자가면역 질환이다. 그리고 신체에는 다양한 형태의 구조물과 세포들이 존재하는 만큼, 자가 항체들이 공격하는 부위만큼이나 다양한 자가면역 질환이 발생하게 된다.

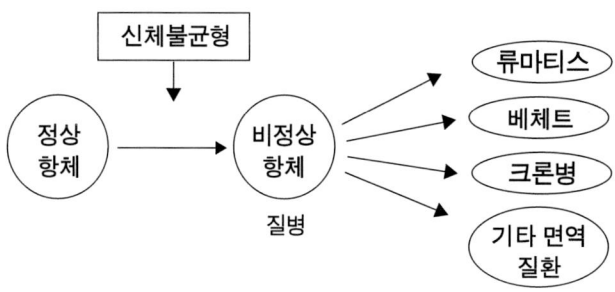

예를 들어 류마티스 관절염은 신체의 불균형과 면역 체계의 문제로 인해서 발생한 비정상 항체들이 체내의 관절에 있는 활막을 공격하여 염증과 통증을 유발하는 자가면역 질환이다.

또 주로 구내염과 음부 염증, 피부염, 안구 염증으로 나타나는 베체트 증후군 역시 자가면역 질환의 하나인데, 혈관을 공격하여 염증을 일으키기 때문에 사실 신체 어느 부위에서나 발병할 수 있다.

크론병은 소화기관 전반에 걸쳐 어느 곳에나 염증을 일으키는 소화기 자가면역 질환인데, 특별히 대장에 국한되어 발생하면 궤양성 대장염이라 불리며 두 질환 모두 복통과 소화불량, 혈변, 체중감소 증상을 보여준다.

그밖에 주변에서 흔히 볼 수 있는 단순 구내염, 과도한 스트레스나 피로로 인해 발생하는 원형 탈모증, 피부 일부의 색소가 파괴되어 나타나는 백반증 또한 모두 면역 체계 이상으로 발병하는 자가면역 질환들이다.

요컨대 비정상 항체들은 신체 어느 부위나 질병을 일으킬 수 있으며, 과거에는 원인 불명으로 분류되던 질환들이 최근 들어 속속 자가면역 질환으로 밝혀지고 있다. 현재 자가면역 질환으로 판명된 질병의 수는 80여 가지가 넘는다.

2) 현대의학의 자가면역 질환 치료

이러한 자가면역 질환을 치료하는 데 있어서 현대의학은 각기 발생한 질환의 증세를 억제하는 것에 포커스를 맞춘다. 자가면역 질환은 면역계의 이상으로 인한 염증성 질환이 많기 때문에 소염 진통제가 흔히 사용되고, 항 원충제, 항 말라리아제, 항 류마티스제 등으로 증상을 제어한다. 만일 비스테로이드성 소염진통제로 질환이 제어되지 않는 경우에는 스테로이드성 제제를 사용하게 되며, 나아가 면역체계 기능을 전체적으로 떨어뜨리는 면역억제제가 사용되기도 한다.

자가면역 질환을 치료하는 데 사용되는 대표적인 제제들을 살펴보면 다음과 같다.

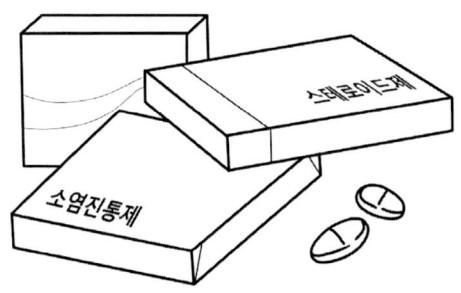

☑ 소염진통제

 소염진통제란 통증과 염증, 발열을 일으키는 물질인 프로스타글란딘(Prostaglandins)의 생성을 억제하여 통증과 염증을 줄이는 작용을 하는 물질이다. 소염진통제로는 잘 알려진 아스피린을 비롯하여 이부프로펜이 주로 사용되는데, 류마티스 질환에서는 통증 억제와 항염 작용을 하지만 관절 파괴를 방지하는 효과는 없으며 소화불량, 위장관 출혈, 신기능 장애, 간 기능 장애, 혈소판 응집 억제 등의 부작용을 일으킬 수 있다.

☑ 항 류마티스제

 항 류마티스 제제들은 류마티스 치료에 있어서 그 작용 기전이 정확하게 밝혀지지 않은 것이 많음에도 질환의 진행을 막고 증상을 완화시키기 위한 용도로 사용된다. 하지만 그 자체로 직접적인 통증 완화효과는 없기 때문에 보통 소염진통제와 함께 복용하게 된다.

✅ 스테로이드제

스테로이드제는 염증을 일으키는 물질의 생성을 억제하여 염증으로 인해 발생하는 발적과 부종감, 통증을 현저히 줄이는 동시에 관절의 파괴를 억제하는 효과도 지닌 물질이다. 하지만 이 또한 장기 복용 시, 체중증가, 당뇨, 고혈압, 관상동맥 질환, 골다공증, 호르몬 체계의 붕괴, 부신 기능 억제 등의 다양한 부작용을 유발할 수 있다.

✅ 면역 억제제

면역 억제제는 말 그대로 체내 면역의 억제, 혹은 면역 세포의 활성화를 유발하는 세포 전달 물질의 생성을 차단한다. 이 제제 또한 면역력 저하를 불러와 각종 감염 질환에 노출될 위험성이 있으며, 오심, 구토, 복통, 백혈구 감소, 혈소판 감소, 폐 질환 등의 부작용을 낳을 수 있다.

면역 질환은 신체의 면역계에서 발생한 비정상 면역 세포가 자기 세포들을 공격하는 질환이기 때문에 면역 질환의 치료를 위해서는 궁극적으로 면역계가 정상적으로 활동할 수 있도록 해야 바람직한 치료라 할 수 있다. 하지만 방금 언급한 약물들에 의존한 현대의학의 치료법은 치료의 초점이 면역력의 정상화에 맞춰져 있지 않고 증상의 억제와 완화에만 맞춰져 있다. 그러다 보니 약물 자체의 독성으로 인한 부작용이 큰 문제점으로 부각되는 것이다.

사실 '치료'란 결국 신체가 지닌 본래의 기능을 회복시킴으로써 더 이상의 건강관리를 필요로 하지 않는, 정상적인 생활을 영위하는 데 어려움이 없도록 하는 데 목적이 있어야 함이 상식이다. 이런 점에서 볼 때 약물에 의존하는 현대의학이 치료법이 바람직한 치료법인지 다소 의문이 들 수밖에 없다. 약물 투입 시에는 증상이 호전되지만 면역력 약화라는 문제점은 그대로 남게 되고, 약물을 계속 사용하면 할수록 약물에 대한 내성도 강해져 결국 투약을 중단할 경우 리바운드 현상으로 인해 증상이 더욱 악화되는 경우가 많기 때문이다. 요컨대 건강의 본래 의미와 그에 입각한 치료의 궁극적 목표를 생각해본다면 한번쯤은 현대의학의 치료법이 지닌 문제점을 되짚어봐야 할 때다.

02
질병은 어떻게 발생하는가?

1) 질병의 분류

모름지기 사람이라면 누구나 살아가는 동안 여러 질병과 상해를 겪기 마련이다. 가볍게는 감기, 소화불량, 무릎의 생채기에서부터 심하게는 각종 호르몬 질환, 면역 질환, 암까지, 태어나 죽을 때까지 단 한 번 아프지 않고 무병장수하는 사람은 없다. 물론 무병장수는 인류의 꿈이긴 하지만, 한편으로는 질병과 그로 인한 고통에서 벗어나고자 했던 노력 덕에 인류 문명이 진화해왔음도 부인할 수 없다. 이번 장에서는 그러한 질병들이 어떻게 분류되고 어떤 과정을 거쳐 발생하는지 알아보도록 하자.

먼저 질환은 복통이나 소화불량, 변비와 같은 소화기 질환, 아토피, 건선과 같은 피부 질환, 감기나 식중독 같은 감염성 질환 등 질환이 발생하는 부위나 속성에 따라 다양하게 분류될 수 있다. 하지만 크게 보면 급성 질환과 만성 질환으로 나누어 볼 수 있다.

급성 질환이란 급격하게 발생하는 질환 내지는 중증의 증세를 수반하면서 단시간에 병세가 진행되는 증후군을 말한다. 여기에는 감기나 기관지염, 충수염, 식중독 등 비교적 약한 질환부터 뇌출혈, 심근경색처럼 심각한 후유장애나 사망을 가져올 수 있는 질환들까지 포함된다.

반면 만성 질환이란 병의 경과가 6개월에서 1년 이상 지속되면서 병세가 완만하게 진행되고 장기간 지속되는 증후군으로, 당뇨병, 만성간염, 만성신장염, 아토피 등의 질환이 여기에 속한다.

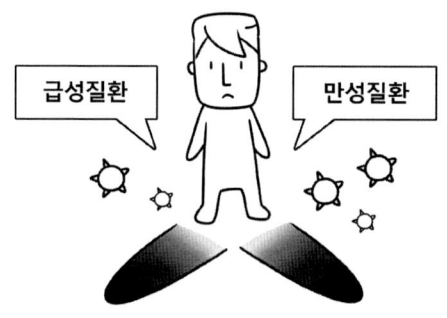

2) 질병의 발생과정

어떤 경우의 병이든 결국 그것을 일으키는 원인 및 그에 따른 신체 변화 없이 발생하는 경우는 없다. 병이 발생하는 과정은 다음 그림으로 간단히 요약할 수 있다.

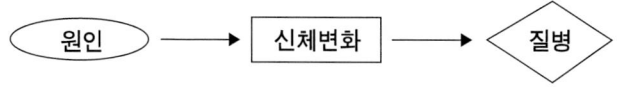

신체에 자극을 줄 수 있는 모든 것들이 신체 변화의 원인이고, 그 원인에 의해 신체가 변화하게 되면 질병이 발생할 수 있다. 이런 점에서 보면 기본적인 생활습관, 즉 식습관, 수면습관, 수면시간, 스트레스, 운동 부족, 과로, 음주, 흡연 등 일상의 모든 요소들과 외부 환경이 질병의 원인이자, 반대로 질병을 낫게 하는 요인도 됨을 알 수 있다.

외부 자극을 받은 신체는 질병에 이르기 전까지 일련의 변화를 겪게 된다. 예를 들어 짜고 매운 음식이 위염을 일으킨다는 상식을 생각해보자. 물론 짜고 매운 음식을 한두 번 섭취했다고 곧바로 위염에 걸리지는 않는다. 오랫동안 짜고 매운 음식을 섭취해온 식습관을 지니고 있는 사람이어야 위염에 걸릴 가능성이 높아지는 것이다. 그럼에도 가끔씩이라도 짜고 매운 음식을 섭취해온 사람이 의식적으로 그런 음식을 피해 온 사람에 비해 위염에 걸릴 가능성이 더 클 수밖에 없음도 분명하다.

한 가지 예를 더 들어보자. 만병의 원인이라고 하는 비만의 경우, 여성들로 하여금 난소낭종이라는 질환에 걸리기 쉽게 만든다. 물론 이때도 위염과 마찬가지로, 중증의 비만에 이르렀다고 해서 곧바로 난소낭종이라는 질환이 발생하는 것은 아니다. 비만 상태가 오랫동안 지속되면서 신체는 일정 기간 호르몬이나 순환기 계통의 변화를 겪게 되는데, 그러다가 어느 순간 임계점에 이르게 되면 비로소 난소낭종이라는 병을 얻게 되는 것이다.

이처럼 질병이란 외부 원인에 의해 즉시적으로 발생하는 게 아니라 일련의 부정적인 신체 변화 과정을 겪다가 더 이상 신체가 그 부정적 변화를 감당할 수 없게 될 상황에 이르면 발병하게 되는 것이다.

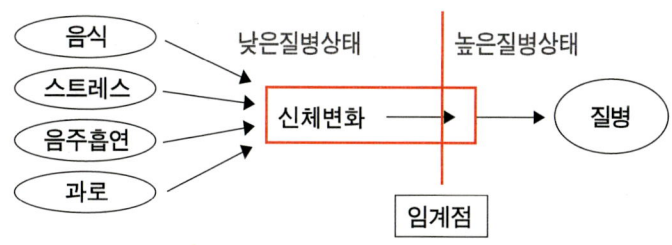

물론 사람에 따라, 또 상황에 따라, 부정적 신체 변화가 빨리 일어날 수도, 늦게 일어날 수도 있다. 또 같은 수준의 몸 상태라고 해도 체질에 따라 쉽게 질병으로 전환되는 경우와 그렇지 않은 경우가 있다. 하지만 급성 감염이나 사고와 같은 갑작스런 충격으로 인한 질환을 제외하면, 어떤 질환이든 위 그림과 같은 일련의 과정을 거쳐 발생하는 게 일반적이다.

나아가 외부 자극에 의한 신체 변화가 항상 부정적인 방향으로만 전개되는 것도 아니다. 가끔씩 듣게 되는 암을 극복한 사람들의 이야기가 그런 선례를 보여준다. 암을 이겨낸 사람들의 경우 주로 전원으로 돌아가 몸을 움직이며 직접 작물을 재배하고 자연에서 얻을 수 있는 식품들을 섭취하는 등 스트레스 없는 생활 관리를 통해 암을 극복했다는 얘기를 곧잘 한다. 이런 사례들을 통해 보건대, 부정적인 자극과 원인들은 신체를 부정적으로 변화시키지만 긍정적인 자극은 신체를 긍정적인 방향으로 변화시켜 있던 질병도 치료해낼 수 있음을 알 수 있다. 결국 최선의 치료란 질병을 일으킨 최초 원인을 제거하는 데에서 시작하는 것임을 다시금 확인할 수 있다.

현대의학이 소홀히 하고 있는 점이 이 점이다. 현대의학은 신체 변화 이후에 발생한 질병만을 직접적으로 치료하는 데 중점을 둔다. 현대의학의 관심은 세균이나 바이러스 감염, 세포 변화, 호르몬 변화에 있기 때문에 질병을 유발한 애초의 원인 및 그에 따른 신체 변화에 대해서는 크게 관심을 두지 않는다. 요컨대 현대의학의 치료 목표는 질병을 직접 타격하는 것이다.

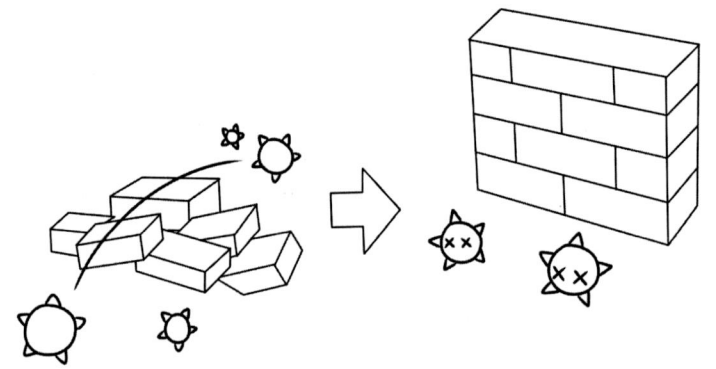

이에 반해 한의학은 원인 공급 이후에 발생한 신체 변화에 주목한다. 한의학은 신체가 본래 지닌 자정 능력과 회복력, 면역력 등을 정상화시키면 신체 스스로 질병을 극복할 수 있다는 관점에서 병에 접근한다. 때문에 질병이 이미 발생했거나 부정적인 신체 변화들이 진행되고 있을 경우 그런 변화가 어떤 부위에서 어떻게 진행되고 있는지를 찾아 그것을 해결함으로써 신체를 건강한 상태로 되돌리는 데 치료의 주안점을 둔다. 다음 장에서 한의학이 어떻게 신체 변화를 관측하고 어떤 방법으로 신체를 회복시키고 있는지에 대해 알아보자.

03
신체 순환과 병인의 누적

한의학이 어떤 원리로 면역 질환을 치료할 수 있는지를 이해하기 위해선, 다소 전문적인 지식들이지만 우선 인체의 순환 및 그 과정에서 발생하는 병리 변화를 바라보는 한의학의 관점을 이해할 필요가 있다.

1) 음식과 소화

앞서 설명했던 바, 질병은 외부에서 받아들이는 1차적인 자극에서 비롯된다. 그 1차적인 자극으로는 인체가 생명을 영위하기 위해 필수적으로 섭취해야 하는 음식, 그리고 호흡을 통해 받아들이는 공기가 있는데, 한의학에서는 음식을 지기(地氣), 공기를 천기(天氣)라고 일컫는다.

그 중 개인의 의지에 따라 얼마든지 조절이 가능한 지기(地氣)는 건강을 유지하는 데 가장 필수적인 요소라고 할 수 있다. 지기(地氣), 즉 다양한 종류의 음식은 입을 통해 소화기로 받아들여진다.

소화기는 비위로 대표되는데, 한의학에서는 '비장은 운화(運化)를 주관하고, 위장은 수납(受納)을 관장하여 수곡(水穀)을 소통시키므로 창름지관(倉廩之官)이다.'라고 설명한다. 풀어서 이야기하면 비장은 음식을 소화시켜 흡수할 수 있도록 하는 기관이고, 위장은 음식을 받아들이는 기관이므로 인체에 있어 곡식 창고와 같은 역할을 한다는 뜻이다. 인체는 이러한 소화기관의 생리 기능에 의존해서 에너지를 섭취하고, 필요한 기, 혈, 진액 등을 생성하여 사용하게 된다. 요컨대 받아들인 음식에서 정미롭고 유익한 부분은 체내에 흡수하고 노폐물과 필요 없는 물질은 걸러내어 배설하도록 하는 기관이 바로 소화기의 역할인 것이다.

물론이지만 건강한 에너지를 체내로 받아들이고 노폐물을 체외로 배출하기 수 있으려면 무엇보다 건강한 음식이 공급되어야 하고, 나아가 비위 또한 정상적으로 잘 기능해야 한다. 물론 완벽하게 깨끗한 자연식만을 먹을 수는 없겠지만, 되도록 무리 없이 흡수하기 쉬운 음식을 규칙적으로 섭취해야 정상적인 에너지 생성에 도움이 된다.

하지만 안타까운 것은 최근 우리가 자주 섭취하는 음식들이 몸에 해로운 음식들이 많다는 사실이다. 인스턴트 음식, 밀가루 음식, 합성 조미료, 합성 조미료, 합성 착향료, 합성 색소 등은 수천 년 동안 자연의 음식들을 섭취하는 쪽으로 진화해 온 인체의 소화기관이 흡수하기 어려운 물질들이다. 음식 내에 이러한 물질들의 비중이 높아진다는 것은, 그 만큼 비위에 전달되는 음식 중 건강한 영양소의 비중은 낮아지는 한편 비위가 느끼는 부담은 커진다는 말이 된다. 나쁜 음식의 섭취뿐만 아니라, 불규칙한 음식 섭취, 편식, 기아와 포만의 반복, 무절제한 음식 섭취 등도 현대인들의 소화 기능을 떨어뜨리게 하는 요인이다.

그처럼 나쁜 음식을 섭취하거나 무절제하게 음식의 섭취함으로써 나타나는 비위의 기능 저하는 1차적으로 소화기 자체의 질환으로 이어진다. 식욕부진, 소화불량, 식체, 설사, 변비 등의 자체적인 질환이 나타날 수 있고, 전신에 영양분과 에너지를 자양할 수 없게 됨으로 인해 기, 혈, 진액 등의 공급 부족을 초래, 기력저하, 피로, 사지무력, 체중감소 등의 증상으로 이어질 수도 있다.

나아가 비위의 기본 기능인 기혈, 진액의 흡수와 노폐물의 배설이 잘 이루어지지 않음으로 인해 노폐물이 체내에 축적되는 것도 큰 문제다. 한의학에서는 이렇게 축적되는 노폐물을 주로 습(濕)이나 담음(痰飮)이라고 부르는데, 비교적 걸쭉하고 탁한 성질을 가진 것을 담(痰)이라고 하고, 묽은 성질을 가진 것을 음(飮), 그에 비해 약간 기화된 형태와 성질을 가진 것을 습(濕)이라고 구분할 수 있지만 굳이 구분하지 않더라도 몸에 쌓이는 탁한 것들을 지칭하는 것으로 보면 된다. 어쨌든 습과 담음은 모두 수액 대사에 장애가 생겨 발생하거나 비위의 소화 기능 실조로 인해서 형성되는 병리 산물이다.

당장에 병리적인 질환의 발생은 없다고 해도 이러한 습과 담음 같은 노폐물이 체내에 쌓이면 부정적인 신체 변화가 따르기 마련인데, 그 중 주변에서 쉽게 관찰할 수 있는 게 바로 과체중, 즉 비만이다. 익히 알려져 있듯이, 비만은 각종 심혈관계 질환, 면역계 질환, 관절 질환, 당뇨병, 부인과 질환, 암 등 다양한 질병을 야기할 수 있다. 한의학에서는 이러한 유형의 질환들을 습담(濕痰)이 원인이 되어 유발되는 질환으로 본다.

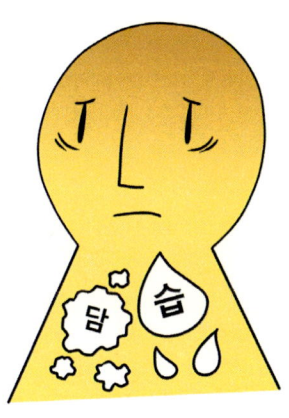

다크 서클도 습담의 축적으로 인해 나타나는 대표적인 병리 현상이다. 체내에 습담이 많은 경우 피부가 거칠어지고, 얼굴빛이 탁해진다. 다크 서클이 평소 진하게 나타나거나 얼굴빛이 어둡게 보이는 사람들은 기본적으로 습담 등의 노폐물이 축적되어 있는 경우가 많고, 원인을 거슬러 살펴보면 비위의 기능이 저하되어 있거나, 평소 불규칙한 식습관, 잦은 밀가루 음식과 인스턴트 음식을 섭취하고 있다는 것을 알 수 있다. 또 밤샘을 하거나 무리한 신체 활동을 할 경우에도 다크 서클이 심해질 수 있는데, 이 역시 비위에서 공급받는 에너지가 무리한 활동으로 인해 극심하게 소모되고, 그에 따른 일시적 기능 저하로 체내의 습담 조절 능력이 부족해지면서 나타나는 증상으로 이해할 수 있다.

2) 혈(血)

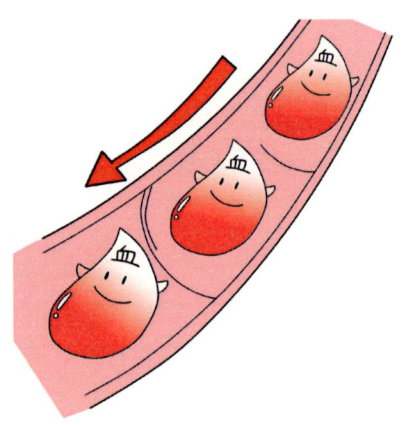

한의학에서는 인체의 에너지가 기(氣)와 혈(血)로 구성되어 있다고 본다. 여기서는 기와 혈 각각에 대해 전문적인 설명을 하기보다는, 흔히 '피'라고 부르는, 온몸에 영양을 전달하는 물질로서의 혈(血)에 대해서만 살펴보기로 하자.

혈액은 붉은 색의 액체로서 인체를 구성하고 생명을 유지하는 데 기여하는 영양물질이다. 음식을 받아들인 비위가 그것에서 노폐물과 영양물질을 구분해내면 혈액은 영양물질을 받아들여 사지(四肢)에 영양을 공급하고, 오장육부(五臟六腑)로 흘려보내 생명이 유지되도록 한다.

깨끗한 음식을 섭취하고 비위의 기능이 활성화 되어 있으며 적절한 영양공급을 받을 경우 혈액은 건강한 상태를 유지할 수 있지만, 비위 기능 저하로 습담이 축적되었거나 혈액의 순환 능력이 저하되었거나, 신체의 정화 능력이 떨어지게 되면 혈액의 병리 산물이 발생하는데, 이것을 바로 어혈(瘀血)이라고 부른다.

어혈(瘀血)은 기혈이 부족하거나, 습담이 쌓이거나, 기 순환이 정체되거나, 간(肝)과 혈액에 열이 쌓여 발생하는 경우가 있고, 외상(外傷)을 제대로 치료하지 못해 체내에 피가 고여 형성되기도 한다. 어혈이 많이 쌓이게 되면 혈액 순환이 저하되어 손발이 차가워지는 증상이 나타나거나 국소 부위의 근육통, 피부 통증 혹은 작은 관절에 통증이 발생할 수 있다. 여성의 경우 자궁의 건강이 어혈과 밀접한 관련이 있는데, 생리통, 생리불순, 불임 등이 바로 어혈로 인해 나타나는 병리 현상이다.

3) 간(肝)

비위에서 영양을 공급받은 혈액은 간으로 들어가서 해독작용을 거치게 된다. 한의학에서 간(肝)은 소설작용(疏泄作俑)을 주관하고 혈액을 저장하는 기관인데, 소설작용(疏泄作俑)이란 말은 소통시키고 발산시킨다는 의미로, 결국 전신의 기운이 잘 통하도록 하고 혈액의 분포를 고르게 하는 기능을 하는 기관이 간인 셈이다. 또한 간은 간장혈(肝藏血)이라고 하여, 혈액을 저장하였다가 체내의 혈류량을 조절하기도 한다. 이 역시 간의 소설작용을 통해 이뤄지는 기능으로 이해할 수 있다.

한편 간은 사람의 감정 중에서 분노(忿怒)를 주관하기 때문에 스트레스와도 관련이 깊다. 한의학은 '화를 내면 기가 상역(上逆)하는데,… 몹시 화를 내면 형기(形氣)가 끊어지고 혈이 상부에 응결된다.'고 보는데, 분노와 스트레스는 체내의 기 순환을 저해하고 거꾸로 치밀어 오르게 함으로써 간에 열독(熱毒)을 쌓아 간 기능을 저하시키게 된다.

4) 심(心)

간의 저장 작용과 해독작용을 거쳐 심장으로 전달된 혈액은 심장의 추동작용(推動作用)을 통해 전신에 영양을 공급한다. 심장의 기능이 원활해야 정상적인 심장의 박동이 유지될 수 있으며 이를 통해 혈액은 혈관을 통해서 끊임없이 전신에 흐를 수 있다. 때문에 혈액이 혈맥을 따라 전신에 영양을 공급할 수 있는 것은 심장박동 덕이다. 이러한 심장의 기능을 한의학에서는 심주혈맥(心主血脈)이라고 한다.

심장은 마치 군주처럼 전신을 주관하는 역할을 수행하는 장기(臟器)다.(心者 君主之官 神明出焉) 군주가 명령을 내리듯, 심장은 사람의 정신, 의식, 사유 활동을 주관한다. 이는 심장이 외부의 정신적인 자극을 받아들이는 기능은 물론 그에 반응하는 기능을 동시에 수행하고 있음을 의미한다. 단순한 예로, 긴장을 하거나, 놀라거나, 화가 나거나, 급격한 감정의 변화를 겪으면 가장 먼저 심장 박동이 빨라지고, 그 변화가 얼굴에 나타나게 되는 것도 그래서이다. 이런 점을 한의학에서는 '심장이 신지(神志)를 주관하고, 그 변화가 얼굴에 나타난다(其華在面)'고 말한다.

때문에 전신의 영양 공급은 결국 혈맥을 주관하는 심장이 받는 외부 자극에 달려 있다고 볼 수 있다. 적절한 감정적 자극은 심장의 기능을 도울 수 있다는 점에서 긍정적일 수 있지만, 현대 사회 생활을 하다 보면 긍정적이고 부드러운 감정적 자극보다는 스트레스성 자극을 훨씬 많이 받아들이는 게 현실이다. 이러한 스트레스가 지속적으로 쌓이거나 심한 정신적 충격을 받는 경우 심장의 기능이 저하되거나 항진되는데, 임상적인 측면에서 보면 항진되는 방향으로 진행되는 경우가 많다. 이를 심화(心火)가 항진되었다고 하고 그 증상은 주로 흔히 말하는 화병(火病)이라는 증상으로 나타난다.

　심화는 그 자체로도 신체의 에너지를 고갈시키고 마음을 안정시키지 못하게 하며, 심지어 혈맥의 정상적인 운행을 저해하여 체내에 정상적인 영양 공급을 막게 된다. 따라서 심화는 마음이 안정되지 못하여 발생하는 불면증, 우울증, 각종 정신 질환의 근원이 되며, 체력저하, 만성피로, 하지 근력 저하를 발생시킨다.

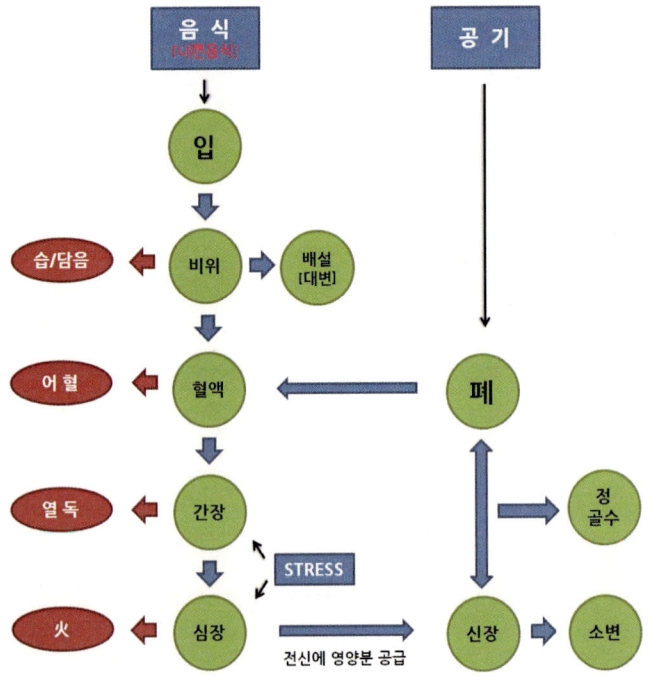

5) 신(腎)

 심장의 추동작용(推動作用)을 통해서 전신에 영양을 공급한 혈액은 마지막으로 신장으로 들어가게 된다. 신장이 하는 일 중에는 크게 두 가지 작용이 중요한데, 첫 번째로 인체의 수액 대사를 주관하는 작용이다. 상식적으로 알려진 것처럼 신장은 인체의 오장육부와 조직에서 대사를 마친 수액을 걸러 소변으로 배출하는 역할을 한다. 그 뿐만 아니라 음식물에서 흡수된 진액을 전신에 영양하며 오장육부의 기능을 돕고, 혈액량을 보충하고 관절을 자양하는 역할을 하게 되는 것이 신장의 첫 번째 중요한 역할이다.

 두 번째는 정(精)을 저장하고 인체의 생장과 생식 기능을 주관하는 작용이다. 정(精)을 저장하는 신장의 기능을 이해하기 위해서 우선 정(精)이란 어떤 물질인지를 아는 것이 중요하다. 정(精)은 인체를 구성하고 생명을 유지하는 기본 물질로서 인체 모든 에너지의 근본이 되며 생명을 형성하는 물질이다.

 좁은 의미로는 생식 물질을 의미하는 것으로 이해할 수도 있는데, 한의학에서는 아버지의 精과 어머니의 精이 만나 사람이 형성되기 시작하는 것으로 보고, 배태(胚胎)를 구성하는 근원으로 인식한다. 이렇게 부모로부터 물려받은 에너지를 선천의 정(先天之精)이라고 하는데, 이러한 선천의 정이 저장되어 있는 장기가 바로 신장이다.

 한편 선천의 정뿐만 아니라 음식으로부터 섭취한 지기(地氣)와 폐로 호흡한 천기(天氣)가 합쳐서 신장에서 정을 생성하기도 하는데, 이를 선천의 정과 구분하여 후천의 정(後天之精)이라고 부른다. 선천의 정과 후천의 정은 서로 배타적이지 않고 상호 의존한다. 선천의 정의 기운이 충만하여야 후천의 정을 흡수, 저장할 수 있고, 후천의 정이 원활하게 보충되어야 선천의 정이 그 생리 작용을 충분히 발휘할 수 있게 되는 것이다. 이러한 신장의 정기(精氣)는 생명을 발생하게 하며 인체의 생장과 발육을 돕고 뼈와 골수를 형성, 인체의 면역력과 회복력의 근본으로써 생명을 유지시킨다.

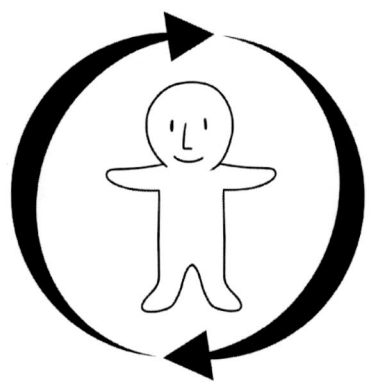

정기(精氣)는 나이가 들면 자연스럽게 고갈되어 가는데, 정미로운 음식과, 적절한 신체와 정신활동을 통해서 후천의 정을 계속해서 보충할 수는 있다. 정기(精氣)의 손상을 적게 하면서 후천의 정을 충분히 보충한다면 그 에너지를 바탕으로 인체의 생명 활동 또한 건강하게 유지될 수 있는 것이다.

하지만 후천의 정을 생성하는 것은 정미로운 음식 섭취와 오장육부의 원활한 순환이 이루어질 때에야 비로소 가능한 것이기 때문에, 앞서 설명한 소화기의 기능 저하, 그로 인한 습담의 생성, 어혈의 생성, 스트레스로 인한 간과 심장의 기능 장애는 결국 후천의 정을 생성하는 신장의 기능을 저하시키고 정기(精氣)의 생성을 감속시킴으로써 각종 질환을 유발하게 되는 것이다. 이처럼 신장의 정(精)이 부족해지면서 나타나는 증상으로는, 피부 탄력저하, 피부 건조, 탈모, 기력저하, 요실금, 야뇨증, 발기부전, 골다공증, 부종 등이 있고, 그 이외에도 인체의 면역력 저하로 인한 잦은 감염 등의 질환도 발생할 수 있다.

04
한의학의 약물치료

1) 한의학의 지향점, 예방

예나 지금이나 한의학에서는 질병의 예방을 중히 여겨왔다. 죽은 사람도 살렸다는 중국 전국시대의 명의, 편작의 일화가 바로 그런 정신을 잘 보여준다.

『갈관자』에 기록된 바에 따르면, 어느 날 위나라 왕이 뛰어난 의술을 펼친 공로로 편작에게 상을 내리려고 하자, 편작은 자신의 의술이 형님들에 비하면 보잘 것 없다며 사양을 한다. 죽은 사람도 살려낸다는 편작이 그의 삼형제 중 가장 형편없는 의술을 지녔다고 하니, 왕은 궁금하여 삼형제 중 누가 가장 뛰어난 의술을 지녔는지 묻는다. 왕의 물음에 편작은 다음과 같이 대답한다.

"큰 형님이 가장 뛰어나고, 그 다음이 둘째 형님이며, 제가 가장 아래입니다. 큰 형님은 환자가 아픔을 느끼지 전에 얼굴빛만 보고 장차 병이 있을 것을 압니다. 하여 병이 나기도 전에 병이 날 것을 알고 병의 원인을 제거해줍니다. 환자는 아파 보기도 전에 치료를 받게 되는 셈이지요. 둘째 형님은 환자의 병세가 미미할 때 그의 병을 알고 치료해 줍니다. 이 때문에 환자는 둘째 형님이 자신의 큰 병을 미리 낫게 해주었다는 것을 모릅니다. 그래서 두 분 형님들은 명의로 알려지지 못한 것입니다. 그에 반해 제 경우는 환자의 병이 커지고 고통으로 신음할 때에야 비로소 병을 알아냅니다. 그제야 저는 맥을 짚어보고, 진기한 약을 먹이고, 살을 도려내는 수술을 하지만, 사람들은 저의 이런 행위 덕분에 자신의 병이 나았다고 여깁니다. 제가 명의로 소문난 것은 그래서입니다."

이 이야기에서 알 수 있는 것처럼 한의학에서는 예로부터 질병이 생긴 후의 치병(병을 다스림)보다는 질병이 생기기 전의 예방을 중요하게 여겼다. 한의학의 고전인 『황제내경』이나 『동의보감』 등을 보더라도 양생(養生)에 대한 것이 맨 앞부분을 차지하고 있는 것도 같은 맥락이라 할 수 있다. 양생이란 신체의 긍정적인 변화를 유도하여 질병을 예방하거나 치료할 수 있는 여러 가지 방법론들을 이야기한다. 자연 속에서 자연이 공급한 음식들만 섭취하면서 계절의 변화에 몸을 맡기고 스트레스와 분리된 생활을 하며 적절한 신체 사용을 통해 기혈의 순환이 원활하도록 하는 방법들이 그 주된 내용이다.

그러나 현대 사회에서 이러한 양생법을 지키면서 사는 것은 사실상 불가능에 가깝다. 건강을 지키고 유지하는 것에 관심은 많지만, 경제적, 시간적 문제로 이러한 방법들을 지키면서 살기란 쉬운 일이 아니다. 이로 인해 현대인들은 오염된 공기와 음식, 사회와 가정에서 맞닥뜨리는 온갖 스트레스, 또 불규칙한 생활 습관과 과로 등을 겪으며 신체의 정 능력과 회복력을 잃어가고, 결국에는 질병을 얻어 고통 받는 경우가 많아지고 있다. 과거에는 흔치 않던 질병군의 발병이 점차 늘어나고 있는 것도 이처럼 급격히 변한 환경 탓이 크다.

2) 즉효가 아닌 근본적 치료를 추구하는 한의학

자가면역 질환 역시 그런 질병 중 하나다. 물론 과거에도 자가면역 질환은 있었다. 현재의 병명과는 다르지만, 그 증상을 살펴보면 지금의 면역 질환들과 같은 증상을 보이는 질환들이 과거에도 존재했음을 확인할 수 있다. 하지만 지금처럼 만연하지는 않았다. 사회가 점차 문명화, 다양화, 복잡화 된 현대에 이르러 면역 질환의 유병률은 점차 높아지고 있는 실정이다.

현대의학에서는 자가면역 질환을 치료함에 있어서, 결과적으로 나타난 질환에만 관심을 두기 때문에 자가면역 질환을 불치병으로 간주한 채 증상을 제어해 병의 진행을 막는 것에만 초점을 맞춘다. 그러나 신체 면역계의 교란으로 발생한 자가면역 질환의 경우, 면역력이 정상화되지 않으면 근본적으로 치료될 수 없기 때문에 단순히 눈에 보이는 증상에만 집착할 게 아니라 몸 전체의 건강상태를 면밀히 살펴야만 한다.

　이러한 치료가 요구되는 자가면역 질환을 치료하는 데 있어서 한의학의 약물치료가 흔히 받는 오해가 있다. 양약과 똑같이 '약'이라는 이름이 붙어 있다 보니, 결국 치료 개념은 같고, 약의 형태만 다를 것이라는 오해가 바로 그것이다. 가령 류마티스를 치료할 경우, 한의학에서도 양약을 복용하는 것처럼 한약재 중 관절에 좋은 약이나 염증을 해소시킬 수 있는 약으로 치료를 하게 된다고 생각하는 사람들이 매우 많다. 또 그렇게 사용되는 한약은 일반적으로 자연물을 그대로 사용하기 때문에 정제된 양약보다 효과가 느리게 나타난다는 평가를 받고 있는 것도 현실이다. 하지만 앞서 설명한 것처럼, 한의학에서는 부정적인 원인 공급으로 인해 나타나는 신체의 변화를 관측하고 이를 건강한 쪽으로 되돌리는 것에 치료의 포인트가 있음을 상기해야 한다. 요컨대 처방 즉시 나타나는 단기적 효과가 아닌 환자의 건강을 근본적으로 회복시키는 게 한의학의 목표요, 한약 또한 그런 관점에서 처방되는 것이다.

3) 한의학의 진단 및 치료 과정

　과거에는 현재처럼 단층 촬영이나 내시경으로 병변 부위를 직접 관찰할 수 없었으며 혈액 검사를 통해 병을 분석하는 방법도 없었다. 그러나 신체의 변화는 반드시 밖으로 드러나게 되어 있기 때문에 한의학은 체내를 직접 들여다보는 대신 겉으로 드러난 증상들을 통해서 신체의 변화를 진단하는 방법을 아주 세밀하게 발전시켜왔다.

이러한 신체 변화 중에는 전문적인 교육을 받지 않았다고 하더라도 쉽게 관찰하고, 경험적으로 알 수 있는 것들이 있다. 앞 장에서 신체의 병리 산물로 습과 담음에 대해서 언급했는데, 습과 담음이 체내에 많이 쌓여 나타나는 비만 증세도 바로 그런 것이다. 습과 담음은 체내에서 발생하는 노폐물인 만큼 결국 이런 물질들이 몸에 많이 쌓여 있는 사람은 피부가 탁하고 트러블도 많아지며 피부가 지저분해 보이는 증상이 겉으로 나타나기 마련이다. 거꾸로 보아 비만 내지는 탁하고 거친, 트러블이 많은 피부가 관찰되면 습과 담음, 어혈 같은 노폐물이 체내에 많겠구나 하며 진단할 수 있는 것이다.

그밖에 어깨나 뒷목의 근육이 잘 뭉칠 경우 간에 열이 많은 것으로, 눈이 쉽게 충혈되거나 짜증을 쉽게 내고 얼굴이 붉다든가 가슴이 두근거리거나 전신에 기력이 떨어지면 심장에 화(火)가 많이 쌓인 것으로 판단하는 것도 마찬가지의 원리를 바탕으로 한다.

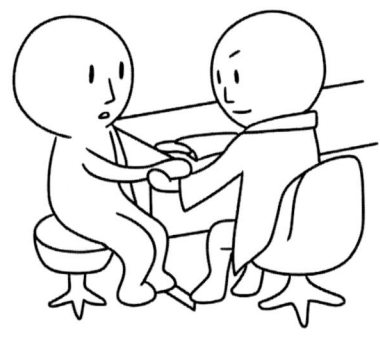

　한의학에서는 오랜 세월동안 이러한 변화를 자세히 관찰하고 외부로 나타나는 증상의 변화와 신체 기능의 상관관계를 정리, 이를 통해 증상의 진단 및 치료를 수행할 수 있도록 진단 치료 방법을 정립하였다.

　이러한 한의학적 진단은 환자를 만나는 순간부터 시작된다. 한의사들은 환자가 들어올 때부터 환자의 체형, 걸음걸이, 얼굴색, 피부 상태 등을 통해 환자가 기(氣)가 충실한지, 체질이 강건한지, 혹은 습담이 많이 쌓여 있는지 등을 파악한다. 이후 환자가 가장 호소하는 증상에 대해서 체크한 후, 입맛, 소화, 대소변 증상을 파악하고, 수면, 국소적 혹은 전신적인 통증, 땀의 양상, 입마름과 갈증, 추위와 더위, 상열감, 복통, 피로감, 가슴의 두근거림과 통증 등, 환자가 느낄 수 있는 세세한 증상에 대한 정보를 모두 수집한다. 그런 정보를 수집한 후에는 마지막으로 직접적인 진맥, 복진, 설진 등을 통해 환자의 신체로 드러나는 모든 정황을 종합한다.

여기서 모든 정황을 종합한다는 말은 꼭 호소하는 증상만 진단하는 게 아니라 환자의 모든 면을 고려한다는 뜻이다. 예를 들어 마르고 체형이 작은 여자 환자가 평소 식욕이 없고, 설사가 잦으며, 복부가 무력한 증상을 보인다면 비위의 기능이 저하되어 있다고 진단하고, 반대로 체격이 좋고 살집이 있는 검은 피부의 남자 환자가 똑같이 식욕이 없고 설사가 잦으며 복부는 팽만하고 소화기 부위에 통증이 느껴지면 비위에 담음이 찬 것으로 진단하는 것이다.

이처럼 한의학은 똑같은 증상이라고 해도 체형과 피부, 복진, 맥진 등을 종합해서 그 원인을 찾아가게 된다. 이처럼 외부로 나타나는 증상을 통해 진단과 치료가 이루어지기 때문에 한의학은 증상에 따른 치료라고 할 수 있다.

유의할 점은 한의학에서 말하는 증상이란 환자가 주로 호소하는 주소증(主訴證)뿐만 아니라 신체 전반에 걸쳐 외부로 표현되는 모든 현상을 포함한다는 점이다. 그 현상들 중 가장 핵심이 되는 증상을 주증(主證)이라고 해서 주소증과 구분하고, 오히려 환자가 주로 호소하는 주소증의 근저에 있는 주증을 잘 찾아내는 것이 한의학적 진단과 치료의 관건이라고 할 수 있다. 이는 환자가 호소하는 증세의 제거에만 주로 집중하는 현대의학과 다른 한의학의 독특한 치료법이라 할 수 있다.

주증(主症)은 한 가지, 혹은 두세 가지의 주증이 있을 수 있는데, 환자의 몸을 살펴 주증(主症)을 진단하고 나면 이를 치료할 수 있는 약재들로 처방을 구성한다. 심화(心火)의 증상이 진단되었다면 황련(黃連)이라는 약재로, 담음(痰飮)이 진단되면 반하(半夏)로, 간열(肝熱)이 진단되면 시호(柴胡)로, 기(氣)가 허하거나 진액 부족이 관찰되면 인삼(人蔘)을 위주로 해서 치료약을 구성하게 되는 것이다. 만일 두 가지 이상의 문제가 있다면 서로 다른 약재를 섞어서 사용한다. 이렇게 주중(主症)에 매치되는 핵심 약재를 일컬어 임금의 위치에 있는 약, 주된 효과를 발휘하는 약이라는 뜻의 군약(君藥)이라 부른다.

처방을 구성할 때는 군약 이외에도 그 약재의 효과를 돕는 신약(臣藥), 신약의 기능을 보좌하거나, 처방 구성 전체의 효능이 너무 한 쪽으로 치우쳐서 독성을 갖지 않도록 제어해주는 좌약(佐藥), 그리고 약효가 분산되지 않도록 도와주는 사약(使藥)으로 구성한다. 약을 이처럼 구성하는 것은 전체 약물의 효능이 효과적으로 발휘되면서도, 한 쪽으로 치우치거나, 엉뚱한 부위에 약성이 도달하여 부작용이 발생하는 것을 막아 조화롭게 약의 효능이 발휘되도록 하기 위함이며, 이 또한 양약과 다른 한약의 특징이라 할 수 있다.

05
한의학의 면역 질환 치료

한의학의 치료에 대한 정확한 이해가 없을 경우 흔히 말하는 특효 처방을 기대하기 쉽다. 소화가 잘 안되면 소화제를 복용하고 감기에 걸리면 감기약을 복용하는 것처럼, 류마티스 관절염에는 류마티스 관절염 특효약, 베체트에는 베체트 특효약과 같은 처방 구성이 따로 있을 것으로 생각하기 십상이다.

물론 그런 목적으로 구성된 처방들이 없는 것은 아니다. 하지만 한의학 치료가 궁극적으로 지향하고 있는 것은 병의 원인을 제거하고 신체 혹은 체질을 변화시킴으로써 발생된 질병을 몸 스스로 해결하도록 하는 것이다.

면역 질환을 치료할 때에도 마찬가지다. 오랫동안 본인도 모르게 쌓아왔던 부정적 신체 변화들을 긍정적인 방향으로 되돌려, 궁극적으로 일정 기간의 치료 후에는 증상의 재발 없이 기본적인 관리만으로 건강한 생활을 영위할 수 있도록 하는 데 그 목표가 있다.

면역 질환을 치료하는 한의학의 방법으로는 크게 여섯 가지를 언급할 수 있다.

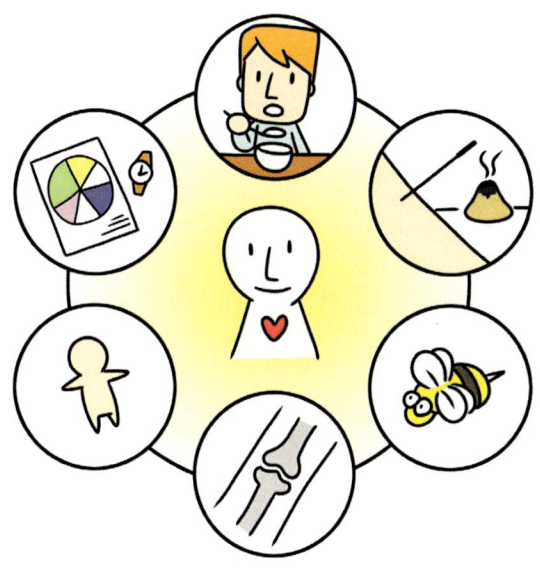

1) 식이요법

아무리 좋은 치료를 한다고 해도 병의 원인 공급이 지속되는 경우에는 치료가 더뎌지거나 근본적인 치료에 도달할 수 없게 된다. 음식을 조절하는 식이요법이 중요한 것도 그래서이다.

식이요법이라 해서 아주 특별하거나 지키기 어려운 것은 아니다. 많은 환자들이 식이요법에 대해서 궁금해 하고 면역 질환에 좋은 음식이나 건강식품이 있는지를 알고 싶어 하지만, 좋은 음식을 섭취하는 것보다 훨씬 중요한 것은 좋지 않은 음식을 섭취하지 일이다. 즉 밀가루 음식, 인스턴트 음식, 탄산음료, 합성 조미료, 합성 착향료 등 인공적으로 합성된 성분들이 포함된 음식들은 되도록 섭취하지 않는 게 식이요법의 핵심이다. 밀가루 음식의 경우에는 밀가루 음식 자체의 문제도 있지만, 대부분의 밀가루가 수입되는 과정에서 살충제와 방부제가 과다하게 살포되기 때문에 좋지 않다고 보면 된다.

좋지 않은 음식 섭취를 제한하는 것 이외에도, 규칙적인 식습관을 갖는 것도 매우 중요하다. 사회생활로 바쁘다 보면, 아침 식사를 거른다든지, 저녁에 과식을 하게 되는 경우가 많은데, 불규칙한 식습관은 소화기에 부담을 높인다. 소화기에서 늘어난 부담은 체내에 적절한 영양 공급을 방해하고, 미처 소화되지 못해 발생하는 노폐물과 담음의 축적을 야기하므로 규칙적인 시간에 정량의 식사를 함으로써 소화기의 부담을 줄일 필요가 있다.

2) 생활관리

식이요법 다음으로 중요한 것이 생활 습관의 교정인데, 두 가지 포인트는 규칙적인 생활과 가벼운 운동이다.

규칙적인 생활은 기본적으로는 수면 시간 관리가 중요하다. 항상 비슷한 시간에 잠자리에 들고 본인 체질에 맞는 충분한 수면을 취할 수 있도록 해야 한다.

운동 또한 거창한 운동을 생각하지 않아도 좋다. 아침에 일어나서 20~30분 정도 꼼꼼하게 스트레칭을 해주는 것만으로도 신체의 기혈 순환을 촉진시키고 관절과 인대의 유연성을 높여 건강 증진에 큰 도움이 된다.

3) 체질처방

체질이라고 하면 흔히 사상체질(四象體質)을 떠올리지만, 일반적으로 체질처방이란 개개인별 몸 상태에 맞춰 문제 있는 부분을 건강한 상태로 되돌리는 맞춤 치료라고 이해하면 된다. 앞 장에서 설명했듯이, 비슷한 증세를 보임에도 다른 진단 및 처방을 내리는 게 바로 체질처방의 일종이라 할 수 있다.

4) 신정(腎精)과 골수(骨髓)의 보충

신정(腎精)은 앞서 설명한 것처럼, 사람의 근본 에너지로써 뼈와 골수를 생성하며 면역력의 근본이 된다. 골수는 항체 및 신체 구성 물질을 생성하는 기본이 되기 때문에 신정과 골수를 거의 동일시해도 무방하다.

질환의 발병이 아직 없었더라도 오랜 기간 나쁜 몸 상태가 지속되는 경우에는 이러한 신정과 골수의 부족으로 인해 잦은 감염이나 체력 저하 등 신체가 약해지는 증상을 겪기 쉽다. 특히나 면역 질환을 치료하는 데에 있어서는 면역물질을 생성하는 골수의 활동이 원활해야 치료가 가능하기 때문에 신정과 골수의 보충은 매우 중요한 처방이다. 한의학의 처방 중에는 개인별 치료 처방뿐만 아니라 골수와 신체의 근본을 보충하는 구성도 있기 때문에 필요에 따라 이러한 약을 함께 복용하게 된다.

5) 약침치료

약침이라는 개념은 과거에는 없었다. 최근에 이르러 여러 약물을 정제하여 주사제로 사용하는 것이 가능해졌는데, 환부에 직접 주사하여 각종 반응을 유발시킴으로써 치료 효과를 더욱 높이고 있다.

약침 치료 중 면역 질환 치료에 가장 많이 쓰이는 것은 봉독이다. 봉독은 벌의 독낭에 들어 있는 독소를 일컫는다. 이러한 봉독 치료는 우리나라 고유의 민간요법으로 알려져 있지만 실은 세계 의학사를 통틀어 널리 활용되어 온 치료법이며, 현대에 이르러서는 그 성분과 치료 효과에 대한 연구가 이루어져 병원에서도 아피톡신(Apitoxin)이라는 이름의 약물로 사용되고 있다.

봉독의 효과는 매우 다양하지만 면역 질환 치료에는 주로 두 가지 중요한 효력이 있다. 첫 번째는 소염 작용이다. 면역 질환은 주로 국소 부위에 염증을 발생시키는 경우가 많아 소염 치료가 필요한데, 봉독의 소염 효과는 페니실린의 1000배에 이르며 합성 소염제에 비해 부작용이 매우 적다는 장점이 있다.

두 번째는 유사 항원 작용이다. 봉독이 체내에 들어가면 면역계가 활성화되고 항체의 생성 또한 활발해지기 때문에 체내의 면역력을 증진시킬 수 있는데, 이는 게릴라를 군부대에 침투시켜 훈련시키는 것과 유사한 작용이라고 이해할 수 있다.

최근의 봉독 사용은 벌을 직접 사용하는 것이 아니라, 벌에서 독낭을 추출하여 주사제로 정제해서 사용하기 때문에 과거에 비해 안정성이 뛰어나다. 하지만 아무래도 독(毒)에 해당하는 물질을 사용하는 것으로 즉시형 과민 반응의 우려가 있고 심하면 생명을 위협할 수도 있으므로 반드시 전문가에게 시술을 받는 게 좋다.

6) 침과 뜸

한의학 치료에서 빼놓을 수 없는 것이 침과 뜸 치료다. 어려운 한의학적 이론들을 배제하더라도, 침의 효과는 잘 알려져 있다. 경락을 소통시키고 국소부위의 혈액 순환과 림프 순환을 활성화시켜 증세를 완화하며, 근본적으로는 오장육부의 정상적인 작동을 촉진한다.

뜸 치료 또한 WHO에서 다음과 같은 효과가 있다고 발표한 바 있다.

- ☑ 생체의 항체면역 기능을 증진하는 작용
- ☑ 각종 세균성 질환에 멸균·소염 작용
- ☑ 감기 등의 바이러스성 질환에 효과적
- ☑ 신경성 질환에 대한 항 마비 효과
- ☑ 경련성 질환에 대한 진정 효과
- ☑ 자율신경 계통의 조정 작용
- ☑ 심장계의 혈관운동 조정 작용
- ☑ 혈액성분의 조성 및 개선 작용
- ☑ 내분비 이상 질환 및 체액대사의 개선 작용

이 같은 침과 뜸을 적절히 사용하면 신체의 순환과 면역계를 촉진시켜 면역 질환의 효율적인 치료를 도모할 수 있다.

이상, 개괄적이나마 한의학의 치료법을 소개했지만 과연 병원에서도 치료할 수 없다는 면역 질환의 치료가 한의학으로 가능한 것이냐는 반문이 있을 수 있다. 하지만 질병을 바라보는 한의학 고유의 관점을 이해한다면 그 같은 의문은 우문에 불과하다. 다시 강조하지만 한의학은 현대의학처럼 '질병'에만 초점을 맞추는 것이 아니라 질병을 가진 '사람'에게 초점을 맞춘다. 즉 모든 질환이 신체의 문제로부터 발생되었다고 하면 문제의 해결도 신체 스스로가 할 수 있다는 게 한의학적 관점이다. 이 같은 한의학의 관점에 대한 이해를 전제로 적절한 치료로 체질을 변화시키고 몸과 마음을 정화하여 건강한 신체를 회복하면, 면역 질환뿐 아니라 어떤 어려운 병이라도 극복해 낼 수 있다.

> 쉬어가는 페이지

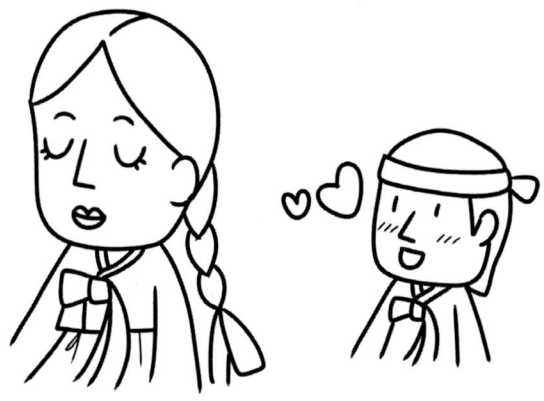

[복령]

　어느 고을에 한 관리가 살고 있었습니다. 그에게는 소령이라는 딸이 있었고 관리의 집에는 소복이라는 남자 하인이 있었습니다. 소령은 성품이 좋을 뿐 아니라 총명하여 마음에 두고 있던 소복을 마침내 사랑하게 되었습니다. 이 사실을 눈치 챈 관리는 '어찌 하인을 사위로 두겠는가' 하고 생각하여 중매쟁이를 통해 소령을 부잣집의 아들과 혼인시키려 하였습니다. 이를 눈치 챈 소령은 소복을 불러 달아나기로 하고 아무도 모르는 곳으로 가서 살기 위해 한밤중에 길을 떠나게 되었습니다.

　한참을 걸어 작은 마을에 도착을 하였지만 소령은 배고픔과 추위에 풍습병에 걸려 자리에서 일어나지 못하게 되었습니다. 이는 몸으로 사기가 침입하여 뼈마디가 아픈 병이었습니다.

소복은 주야로 그녀를 간호하였습니다. 어느 날 소복이 소령을 위해 약초와 먹을 것을 구하기 위해 활을 메고 산으로 갔는데 갑자기 눈앞에 한 마리 토끼가 가는 것을 보고 활시위를 당겼습니다. 화살에 맞은 토끼는 절룩이면서 도망을 갔고 놓칠 새라 소복은 토끼를 쫓아갔습니다. 토끼를 쫓아온 소복은 한그루 소나무 앞에 도착했습니다.

하지만 토끼는 보이지 않고 소나무 뿌리부분에 화살이 박혀 있는 것을 보게 되었습니다. 화살을 뽑으니 그 부위에 감자처럼 동그란 것이 있어 기이하게 여겨 이를 가져와 소령과 함께 끓여먹었습니다.

다음날이 되자 소령의 몸이 조금 나아지는 기미가 보여 소복은 그곳으로 가서 그것을 더 캐어 먹였고 소령은 결국 완쾌가 되었습니다. 마을에 풍습병이 있는 사람들에게도 먹여서 풍습병이 나으니 마을 사람들이 이 약초를 소령과 소복이 처음 발견하였다고 하여 복령이라 부르게 되었습니다.

Chapter 3

온몸이 욱신욱신, 류마티스 관절염

01. 류마티스 관절염이란?
02. 서양의학의 치료
03. 한의학에서 바라보는 류마티스 관절염

01
류마티스 관절염이란?

　류마티스라는 병명은 일찍이 기원전 4세기의 문헌에서도 발견된다. 고대 그리스어로 고통을 유발하는 흐름이라는 뜻을 지닌 '류마(Rheuma)'라는 어원에서 유래된 류마티스는 그 의미처럼 오래 전부터 만성적인 통증을 일컫는 병으로 인식되어왔다.

　그래서인지 보통 류마티스 관절염이라고 하면 만성적인 관절 통증 증세를 보이는 병으로 인식되고 있다. 하지만 류마티스 관절염은 특정 부위의 관절에만 통증이 국한되지 않고 여러 부위의 관절에서 다발적으로 통증이 발생하며, 심한 경우 심장, 폐, 피부까지 나빠질 수 있다.

　이렇듯 류마티스 관절염이란 만성적이면서도 우리 몸의 모든 관절에서 발생될 수 있는 염증성 질환으로, 여러 만성 관절염 중 퇴행성 관절염 다음으로 흔히 볼 수 있는 병이다. 하지만 현재까지도 그 원인은 확실히 규명되지 않았으며, 다만 비슷한 증세를 야기하는 여러 질환을 묶어 류마티스 관절염이라 총칭하여 부르고 있다. 어쨌든 류마티스 관절염은 자가면역 질환의 일종으로 몸의 자가면역 체계가 과잉 반응하여 자신의 세포를 공격하는 병인 것은 분명하다.

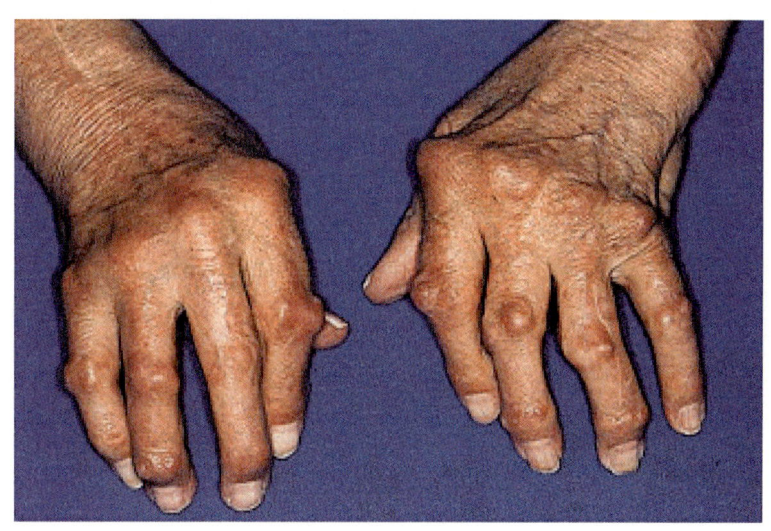

1) 류마티스 관절염의 특징과 증상

 류마티스 관절염은 연부조직, 특히 관절이나 인대(힘줄)를 둘러쌓고 있는 활액막에 비세균성 만성 염증 반응이 장기간 나타나면서 관절통이나 종창이 악화되거나 호전되기를 반복하는 특징을 지닌다.
 증상 초기에는 활액막이 증식되고 활액의 양이 증가하여 관절이 붓고 통증이 나타난다. 아침에 나타나는 조조강직 증상을 수반하는 경우도 있으며 한 군데 관절에만 통증이 국한된 단관절염으로 시작되기도, 아니면 다발성 관절염으로 시작되기도 한다.
 류마티스 관절염이 나타나는 양상은 매우 다양하다. 여러 관절이 갑자기 붓거나 통증을 일으키는 급성 관절염에서부터 수개월 또는 수년에 걸쳐 서서히 관절강직 및 변형을 초래하는 증상까지 천차만별이다. 일반적으로는 동통, 부종, 관절강직, 운동제한 및 기능 소실 등의 증상을 보여주는 류마티스 관절염은 장기간 방치하면 관절의 연골과 골, 그리고 관절 주변 조직이 파괴되어 관절의 강직이나 변형이 발생할 수 있다. 또 많은 경우 가끔씩 발열 및 전신쇠약 등 온몸에 걸쳐 증상이 나타날 수도 있다.

만일 어느 날 아침, 일어난 지 30분이 지나도 손등의 관절강직이 풀어지지 않는다면 류마티스 관절염을 제일 먼저 의심해야 한다. 관절강직은 관절 자체의 손상 내지는 주위 근육의 쇠약 및 위축으로 인해 나타나는데, 보통 손의 근위지 관절, 중수지 관절, 수근 관절, 주관절, 견관절(어깨 관절), 족부의 거골하 관절, 무릎 관절, 고관절, 족근 관절 및 경추 등에 침범된다. 간혹 측두 하악 관절이나 흉쇄 관절에도 침범되기도 한다.

류마티스 관절염은 다른 관절 질환에 비해 관절 침범이 대칭적이라는 게 특징이다. 물론 대칭되는 관절 양쪽이 항상 동시에 침범되는 것은 아니지만 일반적인 특징은 그렇다. 또한 관절의 염증은 관절, 연골뿐만 아니라 인대, 건막 및 건등 관절 주변 조직을 파괴한다. 또 근육 쇠약 및 위축으로 인한 불균형, 건의 구축으로 인한 관절 변형이나 아탈구 증상을 야기하기도 한다. 나아가 피하 결절과 더불어 근육 내 결절이 나타날 수 있으며, 간혹 비장 및 임파 결절의 비대 증세도 보인다. 이러한 질환의 경우 대부분 만성적인 경과를 밟으면서 증상의 완화와 악화가 반복된다.

손 및 수근 관절은 류마티스 관절염이 가장 두드러지게 드러나는 부위다. 많은 경우 중수지 관절 및 근위지 관절의 대칭적 부종 및 압통을 보이며 관절강직으로 인해 주먹을 꼭 쥐기 어렵게 된다. 오래 진행되면 중수지 관절의 굴곡 변형 및 손가락들이 새끼손가락 방향으로 편위가 일어날 수도 있다. 또한 때때로 고유근의 구축으로 중수지 관절이 굴곡되거나 진관절이 신전되어 고유근 양성 위치가 되기도 한다.

수근 관절에도 비교적 초기에 염증이 생기고 동통과 종창이 발견되는데, 병세가 진행되면서 관절을 파괴하여 운동 제한을 초래하게 된다. 또 원위 요척 관절의 파괴로 인해 척골두의 후방 탈구가 발생하는 경우도 드물지 않으며 수근 관절 자체가 전방 척측으로 아탈구되는 경우도 있다.

주관절이 이환되면, 그 후외 측의 요골 두 부위에서 종창이 나타날 수 있고 굴곡 변형과 전완부의 회내전이 나타나는 일이 많다.

족부는 손 다음으로 흔하게 침범되는 부위다. 그 중 중족지 관절이 흔하게 침범되는데, 여기에 신전 구축이 발생하면 2차로 족지 관절의 굴곡 구축이 발생, 이른바 '갈퀴 족지 변형'을 보이게 된다. 그 밖에도 후족부에는 첨내반 변형이 발생할 수 있다.

무릎관절도 초기에 침범될 수 있는 관절 중 하나다. 활액막 비후,

부종 및 대퇴 사두근 위축과 함께, 비교적 빨리 굴곡 구축이 생긴다. 퇴행성 관절염과는 달리 관절의 내외측이 동시에 침범되며, 병이 진행되면 반월상 연골과 주위 연부조직의 파괴로 관절의 불안정성 및 강직이 초래될 수 있다.

고관절의 경우는 무릎보다 적게 침범된다. 보통 굴곡 변형과 외전 및 내회전에 제한을 보이며, 점차 관절 간격이 좁아져 섬유성 강직을 일으킨다. 오래되고 심한 경우, 골성 강직을 일으키기도 한다. 장기간 스테로이드를 복용한 환자는 일반적으로 골다공증을 보이며 그 파괴의 정도가 심하고, 대퇴골 두의 무혈성 괴사가 동반될 수도 있다. 고관절은 체중이 부하되는 관절이다. 따라서 이 관절이 이환되고 손에 병변이 있어 목발 사용이 어렵다면, 정상적인 활동에 상당한 제약을 받게 된다.

견관절(어깨 관절) 부위에서는, 상완과 관절에 염증이 있을 때 상지의 내전 및 내회전 변형을 일으키는 경향이 짙다. 또 견봉하 점액낭염의 증상을 보일 수 있고 증세가 악화되면 회전근개가 파열되기도 한다.

척추(등뼈) 이환은 흔하지 않으나, 경추나 상흉추를 주로 침범하여 운동 제한을 유발할 수 있다. 제2 경추 치돌기의 침식증과 횡인대의 파열로 환추와 축추 간 아탈구가 일어나면, 사지마비 등 심각한 합병증을 일으킬 수 있다.

2) 류마티스 관절염의 발생빈도와 원인

류마티스 관절염은 여러 만성 관절염 중에서 퇴행성 관절염 다음으로 흔히 볼 수 있는 질환이다. 류마티스 관절염은 전 세계에 걸쳐 분포하고 있으며, 미국이나 영국 등에서는 전체 인구의 약 2.5~3%가 이 질환으로 고생하고 있는 것으로 알려져 있다. 우리나라에서도 매우 흔한 병이며, 정확한 통계는 없으나 그 발생 빈도는 미국이나 영국의 경우와 비슷할 것으로 추정된다.

호발 연령은 주로 20대에서 50대 사이이나 나이에 상관없이 모든 연령층에서 발생할 수 있다. 어린이에게 류마티스 관절염이 발병될 경우 그 양상이 어른의 경우와는 다른데, 어린이의 경우 초기에 잘 치료하면 영구적인 관절 손상을 줄일 수 있다.

성별로 보면 환자 10명 중 8명이 여성일 정도로 남성보다 여성이 훨씬 많이 걸린다. 여성에게 오는 류마티스 관절염은 우선 출산 후에 발병하는 경우가 있으며, 또 강한 심리적 스트레스나 감염성 질환에 이환된 이후 발병되는 경우도 있다.

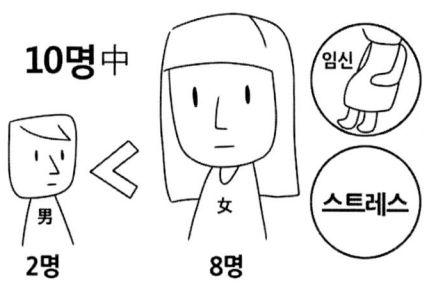

이처럼 전 세계적으로 발병하고 있는 류마티스 관절염의 원인은 아직까지 확실히 알려지지 않고 있다. 연쇄상구균이나 바이러스 등에 의한 감염, 비타민 결핍증, 호르몬의 부조화 등이 거론되고 있지만 아직은 확실한 과학적 근거가 부족한 상태이다.

그럼에도 류마티스 관절염이 자가면역 질환의 하나라는 의견에는 대부분 동의하고 있다. 어떤 원인으로든지, 류마티스 관절염은 신체가 자신의 관절 조직에 대항하는 항체를 생산, 면역 반응을 일으킴으로써 만성 염증을 유발하는 병이기 때문이다. 이러한 자가면역 반응 기전은 아직 명확히 입증되진 않고 있다.

한편 류마티스 관절염이 모종의 호르몬 장애에 의해 발생한다는 설도 있다. 실제로 류마티스 관절염을 앓고 있는 여자가 임신을 하고 있는 경우 증상이 완화되는 경우가 있기 때문이다. 그러나 이 경우에도 일시적으로 증상이 완화될 뿐 완전히 치료되지 않는다는 점에서 호르몬 설도 확실한 근거를 갖고 있다고는 볼 수 없다.

3) 류마티스 관절염의 진단

류마티스 관절염은 확실한 원인이 없고 그 증상과 침범하는 관절 부위도 다양하여 진단하는 데 어려움이 많다. 그러나 일반적으로 미국 류마티스 학회에서 채택한 진단 기준에 의하면, 다음의 7개의 기본 항목 중 4개 이상의 증상이 나타나고 관절 증상이 적어도 6주 이상 지속된 경우를 류마티스 관절염이라 진단한다.

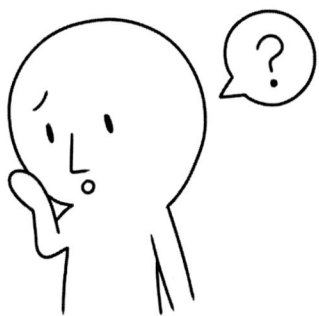

☑ 수면 후 강직, 즉 수면 후 강직이 최대한 좋아질 때까지의 시간이 한 시간 이상일 경우

☑ 세 부위 이상의 관절염, 즉 의사에 의해 관찰되는 관절의 부종과 연부 조직의 종창이 세 부위 이상에 있는 경우

☑ 손의 관절들에 관절염, 즉 손목 관절 중수-지간 관절 또는 근위지간 관절의 종창이 발견되는 경우

☑ 대칭성 관절염일 경우

☑ 류마티스 결절, 즉 의사에 의해 관찰된 골 돌출부, 신전 부위 및 관절 주위의 피하 결절이 있는 경우

☑ 혈청 류마티스 인자가 확인된 경우

☑ 방사선학적 변화, 즉 손과 손목의 전후면 검사 상 이환된 관절 주위에서의 골 침식과 확실한 골다공증이 있는 경우

방사선 촬영을 할 경우 침범된 관절 외에도 흔히 이환되는 부위인 손 및 손목 관절까지 포함하여 촬영하는 것이 바람직하다. 또한 양측을 비교 관찰하기 위하여 건측 관절의 촬영도 권장할 만하다. 물론 초기에는 방사선 촬영으로는 의미 있는 소견이 나타나지 않을 수도 있다. 비교적 초기에는 관절 부종으로 인한 관절 주위 연부 조직의 변화가 관찰될 수 있다. 무릎관절에서 슬개상 점액낭이 팽윤되고, 주관절의 측면 방사선에서 관절 내 지방 패드가 팽윤되는 현상이 그 변화의 예들이다.

류마티스 관절염 증세가 진행될수록, 골 소주의 양상은 점차 소실되고 피질골은 얇아지는 골다공증이 점차 심화되는데, 이 또한 대칭적으로 나타나는 게 특징이며 골막 반응을 볼 수 있는 경우도 있다. 그 외에도 관절 주변의 침식에 의한 골 파괴 양상 등이 나타날 수 있다. 나중에는 연골이 파괴되어 관절 간격이 좁아지는 경우도 발생하며, 드물게는 관절강이 폐쇄되어 골 소주에 의해 서로 연결되는 골성강직에 이르기도 한다. 일단 질환의 진행이 중단되어도 많은 경우 관절이 이미 파괴되어 있기에 퇴행성 변화가 따르기 시작한다. 그렇게 될 경우, 관절면은 불규칙해지고 골 밀도가 증가되며 관절의 가장자리에 가시 모양의 골극이 형성되기도 한다.

4) 혈액검사를 통한 류마티스 판정

혈액검사를 통해서도 류마티스 관절염을 진단할 수 있다. 이는 우리 혈액 속에 항체들을 검사하는 방식이다. 일반적으로 항체는 외부에서 들어오는 해로운 물질에 대항해 싸워야 하는데 어떤 항체들은 자기 몸에 붙어서 말썽을 부린다. 이를 자가 항체라고 하는데, 혈액검사는 류마티스 인자라고 하는 자가 항체가 존재하는지 알아보는 검사다.

만일 혈액검사를 통해 이 류마티스 인자가 검출되면 류마티스 관절염일 가능성이 높다. 하지만 류마티스 인자가 검출되었다고 해서 무조건 류마티스 관절염이라고 판정할 수는 없다. 정상적인 사람들에게서도 류마티스 인자가 나오는 경우가 있기 때문이다. 노인들 중 약 5%가 관절염 환자가 아님에도 불구하고 류마티스 인자가 검출되곤 한다. 그 밖에 결핵, 간염과 같은 전염병이나 암, 종양이 있을 경우에도 검출될 수 있다.

한편 류마티즘에 있어서 염증반응이 심하게 나타날 경우가 있는데, 적혈구 침강 속도와 CRP 염증 정도가 평가에 있어서 매우 유용한 척도가 된다. 류마티스 관절염에서 적혈구 침강 속도와 CRP의 검사치는 활막염의 활동성 정도에 비례해서 증가하기 때문이다. 일반적으로 CRP가 적혈구 침강 속도보다 반응이 빠르다. 즉 활동성 활막의 염증이 심해지면 CRP가 우선 상승하고 이어 적혈구 침강속도도 항진된다.

활동성 류마티즘에 있어서 적혈구 침강 속도가 정상인 경우는 드물지만 일반적으로 남자 환자의 적혈구 침강 속도가 여자 환자보다 낮은 경향이 있고 남자 환자의 경우는 활동성 활막염이 있음에도 불구하고 적혈구 침강 속도가 정상을 보이는 경우도 있다.

이로 인해 염증이 있는 류마티스 관절염 환자의 대부분은 빈혈 증세를 보인다. 실제로 철 결핍성 요소와 만성 염증으로 인한 빈혈이 혼재되어 있는 경우가 많다.

이 밖에도 혈소판 증가, 백혈구 증가, 고γ-글로블린 혈증, 고면역글로블린 혈증, 고보체 혈증, 고동 혈증(cooper)등을 초래하는 경우가 많으며 이는 질병의 활동성과 비례하여 증가한다.

5) 류마티스 관절염 vs 퇴행성 관절염

① 류마티스 관절염

류마티스 관절염은 장기적으로 진행되는 질환으로 관절을 포함하여 인체 각 부분에 영향을 주는 질병이다. 류마티스 관절염은 관절 부분이 부으면서 주위 조직까지 침범하고, 특정 화학 물질을 분비하며 관절 표면을 공격하여 파괴시킨다. 주로 손과 발의 관절에서 발생되지만 많은 관절들에서 동시에 발생될 수도 있다. 또한 간혹 엉덩이, 무릎, 팔꿈치 등의 관절에서도 발생하는 류마티스 관절염은 잘 사용하지 않는 관절에서도 부종, 통증, 뻣뻣한 증상을 보여주곤 한다. 류마티스 관절염은 모든 연령층에서 발생되지만, 전체 환자의 70% 이상이 30세 이상의 여성이다.

② 퇴행성 관절염

가장 흔한 관절염의 유형으로 뼈끝을 감싸고 있는 연골이 닳아 나타나는 병이다. 젊은 시절 관절을 많이 사용하거나 상처를 입어 일찌감치 발병되었을 수도 있으나 본격적인 증상은 주로 노인기에 이르러 나타난다. 많은 경우 퇴행성 관절염이 있는 관절에 골극(극돌기)이라 불리는 뼈가 발달되고 관절의 염증은 통증과 부종을 일으키며, 질환이 있는 관절을 계속 사용하게 되면 통증을 느끼게 된다. 주로 몸무게가 실리는 무릎, 엉덩이, 척추 관절에서 발생되지만, 그 외에도 외상이나, 골절, 과도한 운동 등으로 인해 모든 관절 부위에 발생될 수 있다. 퇴행성 관절염은 휴식을 통해 통증이 약간 감소될 수는 있다.

※ 류마티스 관절염 Q&A

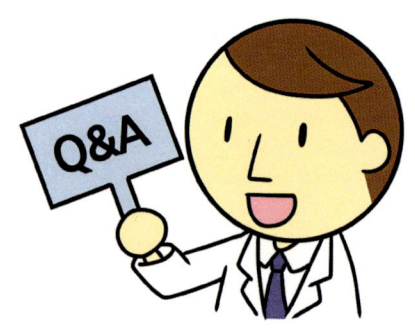

Q: 류마티스 관절염은 전염이 되나요?

현재까지 류마티스 관절염이 전염되었다는 보고는 없습니다. 그러나 일부 바이러스가 동물이나 인체에서 류마티스 관절염과 유사한 현상을 유발시켰다는 보고들은 있습니다. 연쇄상구균이나 다른 박테리아의 세포벽에서 나온 펩티도글리칸이, 쥐의 몸에서 류마티스 관절염과 유사한 질환을 유발시켰다는 보고도 있습니다.

Q: 류마티즘은 유전이 되나요?

류마티스 관절염의 원인은 유전 인자 이외에도 환경 인자가 크게 관여하기 때문에 유전 인자의 유전 방식이나 환자 가족 내의 발생 빈도를 쉽게 알 수는 없습니다. 일례로 일란성 쌍생아를 대상으로 한 연구 결과, 한쪽이 이환되었을 때 다른 쪽의 발생 빈도가 일반

인구에 비하여 전혀 증가되지 않았다는 보고부터 약 반수에서 발생하였다는 보고까지 의견이 분분한 상황입니다. 환자와의 관계에 따라 차이가 있겠지만, 어쨌든 가족력이 있을 경우 이환 위험도는 두 배에서 30배까지 높아지는 것으로 알려져 있습니다.

Q: 스트레스와 류마티스 관절염의 영향은?

류마티스 관절염 발생에서 정신적 스트레스가 어떤 역할을 하는지는 아직 확실치 않습니다. 하지만 불안과 근심 스트레스가 병을 악화시키는 중요한 원인이 된다는 것은 임상에서 많이 나타나고 있습니다. 단지 류마티즘이 있다는 걱정만으로 증상의 호전이 늦어지는 경우도 잦기에 스트레스가 류마티스 관절염과 상관관계가 있음을 추정할 수 있습니다.

Q: 류마티즘이 있어도 임신을 할 수 있나요 ?

류마티즘이 있더라도 임신을 할 수 있습니다. 하지만 양약을 복용하고 있는 경우라면 체내에 약효가 완전히 사라질 때까지 기다린 후 임신을 해야 합니다. 임신 초기에는 태아에 이상을 초래할 가능성이 있으므로 반드시 약을 끊고 3개월 이상이 지난 후 임신을 하는 게 안전합니다.

02
서양의학의 치료

1) 약물 요법

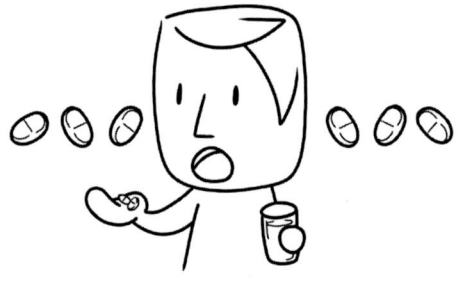

 류마티스 관절염의 원인을 제거하거나 병의 진행과정을 바꿀 수 있는 만족스런 치료약은 아직까지 개발되지 않고 있다. 때문에 현재의 약물요법은 약이 지닌 소염 및 진통 효과에 초점을 맞추고 있는 실정이다. 하지만 소염진통제는 심각한 부작용을 수반할 수 있기 때문에 투여 시 각각의 약물이 지닌 효과와 위험성을 숙고할 필요가 있다. 이를 위해 환자의 특성에 맞는, 가장 독성이 적고 구하기 쉬운 약물을 우선적으로 사용해야 되는데, 이를 제1열 치료라고 한다. 현재 사용 중인 제1열 치료 약제로는 주로 살리실산염과 비스테로이드 소염제, 그리고 부신피질 호르몬 등이 사용되고 있다.

심각한 부작용을 수반하는, 보다 위험한 약물은 중증의 환자 내지는 여타 약물로 치료 효과를 보지 못한 환자에게 투여한다. 이러한 약물에 의한 치료를 제2열 치료라고 하며, 이에 속하는 약제로는 항말라리아제, 금염, D-페니실라민, 스테로이드 제제 등이 있다.

스테로이드 제제는 염증을 가라앉히고 통증을 없애며 경직된 관절을 완화하는 등 강력한 소염 진통 효과를 갖고 있지만 장기간 투여 시 심각한 부작용을 유발한다. 그래서 이를 초기 치료부터 적극적으로 사용해야 하는지에 대해서는 지금까지도 논쟁이 이어져오고 있다. 어쨌든 스테로이드 계통 약물은 시간이 지날수록 그 용량을 증가시켜야 효과를 유지할 수 있고 복용을 중단하였을 경우 다시 관절염이 재발하거나 악화될 수 있다는 단점을 지니고 있다.

또한 스테로이드는 콜라겐의 합성을 억제하고 장관에서 칼슘의 흡수를 억제함으로써 골량을 감소시키는 작용도 한다. 결국 스테로이드는 류마티스 관절염의 염증을 억제함으로써 골의 파괴를 억제하기도 하지만 역설적으로 골의 파괴를 촉진시키는 작용도 하는 셈이다. 일본에서 시행된 전향적 연구에서도 스테로이드가 초기에는 골의 파괴를 억제하지만 장기적으로는 억제하지 못한다는 결과가 보고된 일도 있는 만큼, 스테로이드 사용에는 매우 신중한 판단이 요구된다.

스테로이드를 장기간 복용했을 경우 나타나는 부작용으로는 대표적으로 얼굴이나 몸에 비정상적으로 지방이 축적됨으로써 나타나는, 이른바 '달모양 얼굴'이 있다. 또 드물긴 하지만 정신착란증, 우울증, 피부 질환, 모발 탈락 등이 생길 수 있다. 또 뼈가 약해져 골다공증이 생길 수 있으며 위장관에 궤양이 생기기도 한다.

가장 심각한 문제는 스테로이드와 같은 호르몬 제제를 많이 복용하면 할수록 몸의 방어기전이 약해진다는 사실이다. 병원체가 몸에 침입하면 몸은 발열 등의 이상 징후를 보여주기 마련인데, 스테로이드를 장기간 복용하면 그런 이상 징후가 나타나지 않게 되고, 그로 인해 자신도 모르는 사이 심한 감염으로 생명을 위협받을 수도 있다.

2) 방사선 주사 치료

류마티스 관절염은 관절을 싸고 있는 활막이라고 하는 막에 염증이 발생하는데, 그로써 활막이 두꺼워지고 관절이 물이 차게 된다. 이를 위한 치료로 무엇보다 약물 요법이 권장되나, 약물로는 조절되지 않아 계속해서 붓고 열이 나며 물이 차는 관절이 있을 수 있다. 이 경우 병을 일으키는 활막을 걷어내는 치료가 필요한데, 수술이나 관절 내시경이 그 대표적인 치료 방법이다.

하지만 수술이나 관절내시경과 같은 방법은 마취가 필요할뿐더러 입원을 요구하기에 환자에게 정신적 고통과 경제적 부담을 줄 수 있다. 이를 위한 대안이 바로 방사선 주사 치료인 방사선 활막절제술인데, 아직 국내에서는 보편화된 치료가 아니며 장기적인 효과도 검증되지 않아 널리 행해지진 않고 있다.

3) 수술

수술은 류마티스 관절염의 일반적인 치료법은 아니다. 국소 변형이 너무 심해 일상생활을 영위하는 데 지장이 있을 경우와 활액막의 증식이 심해 관절 파괴가 우려되는 경우에만 시행되는 제한적인 치료 방법이다.

이러한 수술의 종류에는 국소 관절의 파괴를 예방하기 위한 것, 관절의 형태를 심각하게 변형시키지 않는 상태에서 운동 범위를 늘이기 위한 것, 그리고 완전히 파괴되어 쓰지 못하게 된 관절에 대한 구제 수술로써의 인공관절 수술이나 관절고정술 등이 있다.

기구 및 술기의 발달로 인해 이제 관절경 수술은 작은 피부 절개만으로도 효과적으로 검사 및 필요한 수술을 할 수 있게 되어 이전에 시행되던 많은 수술들을 대신하게 되었다. 무릎관절이 모두 심하게 파괴되었을 때는 무릎인공관절 수술이 성공적으로 시술되고 있으며, 환자의 상태에 따라서는 관절고정술도 고려될 수 있다.

4) 물리치료 요법

물리치료 요법은 관절의 구축 및 변형을 방지하기 위하여 적절히 시행하여야 한다. 물리치료와 같은 일반 보존적 요법은 대부분의 경우에 필요하지 않으나 질환이 매우 심하거나 특정한 합병증이 발생한 경우에는 시행해야 한다. 질환이 활동적이고 전신 증세가 심한 경우에는 환자를 침상에 안정시키는 것도 도움이 될 수 있다. 염증이 있는 관절을 석고 부목을 사용하여 고정시켜줌으로써 신속한 동통의 완화와 염증의 감소를 기대할 수 있다. 하지만 이때에도 관절의 운동을 유지하고 강직을 예방하기 위해서는 부목을 벗고 하루에 몇 번 정도는 운동을 할 수 있어야 하기에 쉽게 제거할 수 있는 부목을 사용하는 게 좋다.

물리치료와 함께 질환을 유발하는 요인이 될 가능성이 있는 치아, 편도선, 골반 내 장기 등을 관찰, 감염이 발견되면 즉시 치료하는 것 또한 필요하다. 고열량 음식물과 충분한 비타민의 섭취 또한 다른 소모성 질환 치료와 마찬가지로 중요한 치료의 일부다.

※ 미국 류마티스 학회의 류마티스 관절염 개선에 대한 정의

① 동통이 있는 관절의 수
② 종창이 있는 관절의 수
③ 환자에 따른 통증의 평가
④ 환자 자신에 따른 활동성 평가
⑤ 주치의에 의한 활동성 평가
⑥ 환자에 의한 기능적 평가
⑦ 적혈구 침강속도 또는 CRP

1, 2항목이 모두 20% 이상의 개선이 있고, 동시에 3-7항목 중 3개 이상이 개선된 경우, [개선]으로 정의한다.

※ 류마티스 관절염의 관해 기준

① 아침의 경직이 15분 이상 지속되지 않을 것
② 피로감이 없을 것
③ 관절통이 없을 것 (병력에 따라서)
④ 관절의 압통, 또는 운동통이 없을 것
⑤ 관절 또는 건초에 연부 조직의 종창이 없을 것
⑥ 적혈구 침강속도가 여자 30mm/h 남자 20mm/h 이하일 것

위의 필요조건 5가지, 또는 그 이상이 적어도 2개월 연속으로 지속되어야 한다.

03
한의학에서 바라보는 류마티스 관절염

한의학 서적 중 가장 오래된 책 중에 하나인 『황제내경』 중 「소문」에서는 "風寒濕(풍한습) 세 가지 기운이 갑자기 들어와 이들이 합하여져서 이루어진 것을 비증이라고 한다." 하였고, 『금궤요략』에서는 "역절풍은 구부리고 펴는 것이 되지 않으며 모든 관절 부위에 통증이 생기고 몸이 마르게 되며 무릎이 붓는다."고 기술하고 있다.

이후의 서적들에서도 관절염은 '역절풍', '백호병', '백호 역절풍' 등으로 표현되어 왔는데, 이 중 통증의 강도에 있어서 마치 백호(흰 호랑이)가 문 것처럼 아프다고 하여서 백호 역절풍이라 명명된 게 아마도 류마티스 관절염이 아닐까 추측된다.

이러한 병명은 痹症(비증)의 범주에 속하는 것으로 痹症(비증)은 風寒濕(풍한습)의 사기기 관절과 체간부와 고관절 등을 침범하여 동통, 마비감, 무거운 느낌, 관절의 부종, 굴신의 불편 및 활동 장애를 일으킨다고 하였으며 이는 현대 의학의 병명인 류마티스 관절염에 해당하는 증세라고 여겨지고 있다.

1) 류마티스 면역 기능에 관한 한약연구 동향

류마티스 관절염에 대한 효과가 있는 단일 한약물의 발굴은 상대적으로 쉬운 반면 처방 구성에 대한 연구에는 많은 어려움이 따르고 있다. 혼합된 약물의 상승 또는 길항 작용이 복잡하여, 그 메커니즘에 대한 정확한 규명과 체내 대사 경로를 파악해야 하는데, 이는 쉬운 작업이 아니기 때문이다.

그럼에도 한약의 처방 구성은 수천 년 간의 경험이 축적되어 정리된 것이다. 그만큼 인체의 음양 조화를 고려하고 각 객인의 몸에 따라 세심한 진단을 거쳐 적절한 배합의 약물 처방이 가능하다. 여기에는 유기적 조절을 통해 몸 스스로가 자가 항상성을 유지할 수 있도록 한다는 한의학 고유의 정신이 깃들어 있다.

2) 류마티즘에 대한 한의학적 치료방법

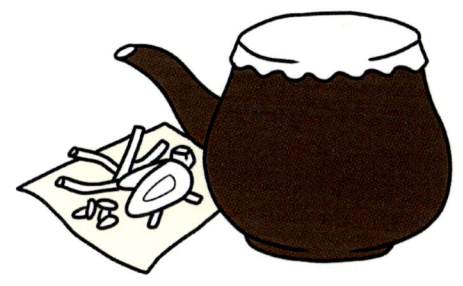

① 약물치료법

한약은 양약과는 달리 이상적 증상을 억제하거나 기능을 증진시키는 데 주안점을 두기보다는 신체의 자기 조절 능력을 향상시키는 방향의 치료를 추구한다. 인체의 면역 체계는 복잡한 피드백 조절에 따라 조화가 유지되는 것이기 때문에 면역 기능의 부조화를 바로잡기 위해서는 표면적으로 증상이 나타나는 부위에 대한 국소적 타깃 치료와 동시에 전신의 면역 기능 강화를 위한 치료가 병행되어야 한다. 그래서 한약은 타깃 치료를 위해 유효 성분을, 전신의 면역 기능 조절을 위해서는 복합 처방을 사용한다.

한의학의 면역 기능에 대한 인식은 '정기'로 요약되며, 선천적인 면역 기능은 오장육부의 중심에 있는 신장에 저장된 '원기'와 밀접한 관계가 있는 것으로 본다. 정기 또는 원기는 곧 외부의 '사기'로부터 몸을 보호하는 근원이다.

류마티스 관절염에 대해서도 마찬가지다. 한의학은 류마티스 관절염이 신허의 병리 과정의 내적 요인에서 비롯된 것으로 본다. 한의학에서는 歷節風(역절풍)과 痺證(비증)의 병인병기에 대해 腎虛(신허)를 내인으로 파악하는 동시에 風寒濕(풍한습)의 邪氣(사기)가 침입하여 생기는 痰(담)과 瘀血(어혈)같은 부산물이 경락에 阻滯(저체)하여 "不通則痛(통즉불통=소통이 되지 않으면 통증이 생긴다)"이 심화된다고 보며, 이로 인한 濕(습)의 정체로 국소 관절에는 부종, 전신에는 濕邪(습사)로 인한 痺(비)로 內濕(내습)이 조장되어 소화 장애나

久病(구병=오랜된 병)으로 병이 낫지 않는 것으로 인식하고 있다.

요컨대 류마티스 관절염에 대한 한의학의 약물 치료는 원기가 손상되어진 것을 치료하는 데 주안점을 두며, 몸의 사기를 배출하여 음양의 조화를 맞추는 데 기본적인 목표를 둔다.

② 약침요법

한국 침구학회지에 발표된 논문에 따르면 약침은 류마티즘 환자군에 있어서 압통관절수, 종창관절수, 그리고 시각상사청도, 조조강직 증상을 감소시키며, 주로 큰 관절보다 작은 관절에서 빠른 효과를 나타내는 경향이 있다고 한다. 이러한 약침에 의한 치료는 다음 세 단계를 거치는 게 일반적이다.

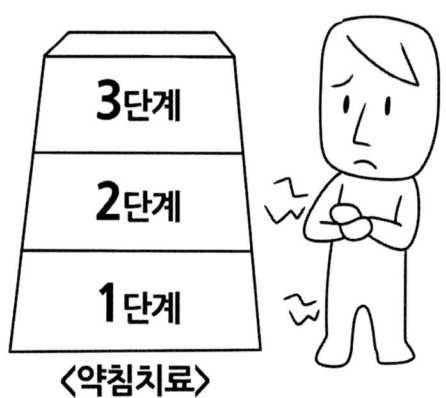

〈약침치료〉

- 제1단계(First Stage)

치료가 진전됨에 따라 팽진들은 점점 강하게 나타나고 반응의 경향이 점진적으로 증가된다. 이것이 반응 전 상태(Prereactive State)다. 치료가 진행됨에 따라 결국은 첫 번째 반응(First Reaction)에 도달하게 되는데, 만약 환자의 증상이 경미한 상태라면 현저하게 좋아지는 것을 볼 수 있다. 전반적인 느낌이 좋아지고 통증은 낮아지며 관절은 점점 더 쉽고 부드럽게 움직이게 되는 것이다. 또한 수면이 잘 오고 식욕도 증진되어 정신적 우울증 또한 감소되는 효과를 보여준다.

물론 때로는 이와 정반대의 현상도 나타난다. 즉 통증이 더 심해지거나 붓기가 더욱 커지고 병소 반응이 나타나기도 한다. 하지만 이는 절대로 실망할 징조가 아니다. 수일 내로 증세가 호전되면서 결과적으로 질환이 현저하게 개선되기 때문이다. 신경통, 신경염, 근육통, 근육염들은 대부분 제1단계의 마지막쯤 병세가 회복되기에 증상이 경미한 환자들을 치료할 경우, 이 첫 단계에서 완전한 회복에 도달하는 경우가 많다. 물론 첫 번째 목적이 달성되었다고 해서 치료가 완료되었다고 볼 수는 없다. 한의학 치료의 궁극적 목표는 면역 기능의 완전한 회복에 있기 때문이다.

- 제2단계(Second Stage)

두 번째 단계에서는 면역의 또 다른 상태인 후천적인 것에 도달해야 한다. 이런 상태를 첫 번째 반응 후 상태(First Postreactive State)라고 부른다. 제2단계의 중요한 부분이 진행되는 동안 치료자는 아주 천천히 반응하거나, 심지어 전혀 반응을 하지 않기도 한다. 치료가 한참 진행된 후에야 첫 번째 단계의 말기에 경험한 바와 같이 팽진들의 반응이 점차 증가되는 것을 보게 된다. 그 반응은 점점 더 강렬해지고 각각의 팽진들이 융합하려는 경향이 나타난다. 이때쯤 되서야 제2 반응 전 상태(Second Prereactive State)에 도달했다고 볼 수 있으며 나아가 제2 반응(Second Reaction)에 다가가고 있다고 판단한다. 이 정도 시기에 이르면, 만성 환자라 할지라도 어느 정도 완치되었다고 생각할 수 있다.

- 제3단계(Third Stage)

수년 동안 계속되어온 오래된 질환은 제3단계를 거쳐야만 한다. 만성 질환일지라도 대체로 제3단계의 일부분만 지나도 충분하다. 예상되는 위상은 1, 2단계와 비슷하다. 제3단계는 궁극적으로 제3반전 상태(Third Prereactive State)에 도달하게 되고 곧이어 제3 반응이 나타난다. 아주 드문 경우에만 제3의 면역 반응 또는 제3 반응 후 상태(Third Postreactive State)에 도달하는 것이 필요할 뿐, 가장 희귀한 만성질환도 이 단계에서 완치될 가능성이 크며 질환의 재발에 대해서도 충분한 조처를 취할 수 있다.

지금까지 언급한 면역 진행 과정을 요약하면 다음과 같다.

☑ 첫 번째 주사는 반응이 나타나지 않는다고 해도 식욕과 구면이 현저하게 개선되는 등 전신의 상태를 개선시켜 준다.

☑ 반응 후 상태는 일반적으로 가장 현저한 회복을 나타낸다.

☑ 상태가 경미할수록 반응이 빨리 나타나고 완치 또한 빠르다.

☑ 만성 질환일수록 반응이 천천히 나타나고 또한 그 회복도 느리다.
때문에 각 질병이 회복된 후나 완치된 후에도 재발을 방지하기 위한 짧은 기간의 치료가 더 요구된다. 치료에 소요되는 시간은 전적으로 치료에 대한 반응의 특성과 만성적 병력에 따라 달라진다.

〈제1단계〉

류마티스 관절염, 신경통, 신경염 환자들 중 많은 수가 제1단계가 진행되는 동안이나 단계가 끝난 후에 현저하게 회복되거나 완치되는 것을 볼 수 있다.

〈제2단계〉

비교적 경미한 증세를 갖고 있는 만성 환자들의 경우, 제2단계가 진행 중이거나 끝난 후 개선되거나 회복된다. 이 과정에는 국소반응은 물론, 일반적 또는 병소 반응도 나타난다.

〈제3단계〉

중증의 만성 환자라 할지라도 제3단계가 진행 중이거나 끝났을 때쯤이면 현저한 회복과 완치를 볼 수 있다. 일반적 또는 병소 반응은 더 자주 나타난다.

③ 뜸요법

뜸요법은 경락을 따듯하게 하고 차가운 한기를 풀어내며 혈액의 순환을 도와서 소통시키는 작용으로 風寒濕痺(풍한습비), 痛經(통경), 經閉(경폐), 寒疝腹痛(한산복통) 등을 치료한다. 風(풍)을 흩트리고 표피를 풀어주고 따듯하게 해주며 추위를 없애는 작용으로는 外感風寒表證(외감풍한표증)과 中焦虛寒嘔吐(중초허한구토) 腹痛 泄瀉(복통설사) 등을 치료하며, 回陽固脫(회양고탈) 斂汗復脈(렴한복맥)의 작용으로는 大汗淋漓(대한림니) 四肢厥冷(사지역냉) 脈微欲絶(맥미욕절) 등을 치료한다. 또 補中益氣(보중익기) 升揚擧陷(승양거함)의 작용으로 胃下垂(위하수) 腎下垂(신하수) 子宮脫垂(자궁욕탈) 脫肛(탈항) 有尿(유뇨) 崩漏帶下(붕루대하) 胎動不安(태동불안) 등을 치료하며, 消瘀散結(소어산결) 發毒(발독) 泄熱(설열)의 작용으로는 外科(외과) 瘡瘍初期(창양초기) 乳癰初期(유옹초기) 瘰癧(나력) 瘡瘍潰久不愈(창양궤구불유=창양이 오래진물러 낫지않는 증상) 등을 치료하며, 降逆下氣(강역하기) 通暢氣機(통창기기)등의 작용으로 脚氣衝心(각기충심) 肝陽上亢(간양상항) 등을, 豫防保健(예방보건) 延

年益壽(연년익수)의 작용으로는 衰老豫防(쇠노예방) 延年益壽(연년익수) 등을 치료하는 효과를 가져온다.

임상치료 효과에 있어서 뜸요법은 진통, 신경의 흥분을 억제 및 조절하고 혈행을 촉진시킨다. 또 조직에 영양을 공급하고 병리적 산물의 흡수 능력을 증가시키며 분비선의 조절, 자연 치유력 증가 등의 효과를 보여준다. 뜸요법의 생체 반응은 주로 혈액과 맥관계, 소화기계, 비뇨기계, 근골격계 등 인체의 각 조직 및 기관에 골고루 나타나며 특히 혈액계와 맥관계에서 현저히 나타난다.

※ 류마티즘의 관절 보호방법

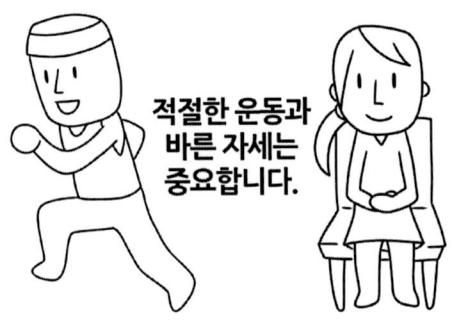

류마티스 관절염에 걸리면 통증과 염증 때문에 관절의 운동 범위가 줄어들거나 근력이 떨어지게 된다. 그러므로 관절과 근육의 기능을 보존하고 유지하는 것이 매우 중요하다. 평소 가볍고 적절한 운동을 통해 관절 운동 범위와 근육의 힘을 유지시켜야 좋다.

가장 중요한 것은 관절의 변형을 야기하는 자세는 피해야 한다는 점이다. 나쁜 자세는 관절의 연결을 매끄럽지 않게 하여 피로와 통증을 불러온다. 나쁜 자세가 계속되면 관절 연결 조직이 늘어나 관절의 변형을 가져올 수도 있다. 또 같은 자세를 오랫동안 취하지 말아야 한다. 같은 자세로 오랫동안 있으면 관절에 통증이 오거나 뻣뻣해진다. 예를 들어 글을 쓰거나 컴퓨터를 할 때에는 5분에 한번 정도씩 손을 펴고 풀어주고 텔레비전 시청 시에는 30분마다 걷거나 일어서서 무릎, 허리, 그리고 목이 뻣뻣해지는 것을 방지하도록 한다.

올바른 자세로 서고, 걷고, 앉고, 눕고, 그리고 휴식을 취하는 것이야말로 근육의 힘을 보전하며 관절의 피로나 통증을 감소시키고 변형을 방지하는 데 도움이 됨을 명심하자.

쉬어가는 페이지

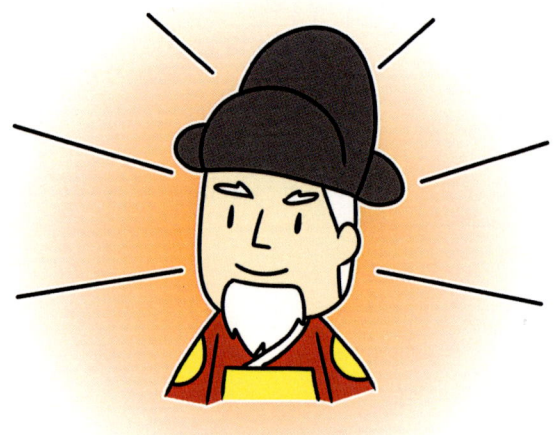

[조선 임금의 장수비결]

　조선 시대 영조 임금은 평생을 살면서 중병을 앓은 적이 없었다고 합니다. 이복형을 독살하고 아들을 죽였다는 죄책감과 슬픔에 시달렸음에도 불구하고 건강하게 오래 살았는데 그 첫 번째 이유를 살펴보면 어머니였던 숙빈이 매우 건강하였고 부친이였던 숙종도 장수를 하여 부모님의 건강한 체질을 타고 났다는 점입니다. 이는 선천적인 정이 강하다고 볼 수 있는 것입니다. 몸은 선천적인 정과 후천적인 정의 영향에 의해 건강이 유지가 되는데 그 처음의 선천적 정을 물려받은 게 가장 큰 이유라 할 수 있습니다.

둘째로 평소 밤늦게까지 회의를 하다가도 식사시간만은 꼭 지켜서 저녁을 챙겨먹을 정도로 건강관리에 신경을 썼고 스트레스를 해소하기위해 노력을 했다는 점입니다. 가령 사형을 판결하고 나면 손을 씻어서 찜찜한 마음을 털어버리기 위해 노력했다고 합니다.

셋째로 음식을 적게 먹고 기름진 음식과 술을 적게 먹어 양생에 도움이 되도록 하였습니다. 그뿐 아니라 가뭄이나 흉년이 들 때면 간장만으로 수라를 받기도 하여 소식을 하고 기름진 것을 피했다고 합니다. 또 영조임금은 금주령을 가장 강력하게 시행한 군주로, 스스로도 술을 상당히 절제하였다고 합니다.

마지막으로 건강관리를 철저히 하여 재위 52년간 7000번 이상의 진찰을 받으며 몸 관리에 철저했습니다. 건강은 항상 스스로 건강하기 위해 노력을 하여야만 건강해질 수 있음을 영조 임금을 통해서도 확인할 수 있습니다.

Chapter 4

실크로드의 저주, 베체트 증후군

01. 베체트병이란?
02. 베체트병의 대표 증상
03. 베체트병의 원인
04. 베체트병의 진단
05. 베체트병의 치료
06. 베체트병의 생활관리

01
베체트병이란?

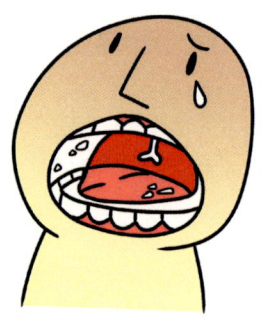

　현재까지 자가면역 질환의 종류는 100여 종이 넘는 것으로 알려지고 있다. 그 중 유독 지중해 연안국이나 한국에서 높은 발병률을 보이고 있는 병이 베체트병이다. 누구나 한번쯤은 과로나 스트레스로 인해 몸 상태가 안 좋을 경우 입안이 허는 경험을 해보았을 것이다. 1937년 터키의 한 의사는 이러한 증상을 가볍게 넘기지 않고 이 증상에 동반되는 여러 증상들을 관찰, 자신의 이름을 따 베체트 증후군이라 이름 붙였다. 그 후 베체트병에 대한 연구와 치료가 계속돼오고 있지만, 아직까지 뚜렷한 원인이나 치료법을 발견하지 못한 채 많은 환자들을 절망으로 몰아넣고 있다.

베체트병은 '구강과 생식기의 재발성 궤양뿐 아니라 안구를 침범하는 다계통 질환으로, 기본적으로 혈관의 염증을 야기하는 만성 염증성 질환으로 정의되고 있으며, 이러한 정의에 따른 증상을 호소하는 환자들을 베체트 증후군 범주에 포함시킨다. 특이한 점은 아래 국가별 발병 비율이 보여주고 있는 것처럼 주로 실크로드 라인에 많이 발생하고 있다는 것이다.

국가별 발병비율	
국가	발병비율 (100000명당)
터키	420명
이스라엘	146.4명
중국	110명
이란	80명
한국	30.2명
일본	22명
사우디아라비아	20명
이라크	17명

위 표에서 알 수 있듯이, 터키, 이스라엘, 중국에 이어 우리나라도 베체트병이 많이 발생하는 지역이다. 일반적으로 여성보다 남성에게서 더 많이 발병한다고 알려져 있지만, 우리나라의 경우 남녀 비율이 1:1.4로, 오히려 여성에게서 더 많이 발병되고 있으며, 연령층 또한 20~30대가 주를 이루고 있다는 점이 특징이다.

이처럼 실크로드를 따라 발병률이 높은 탓인지 일찍이 한의학에서도 베체트병을 주목해왔다. 한의학의 대표적 의서인 『금궤요략』은 「호혹증(狐惑證)」이라는 대목에서 베체트병과 같은 증상과 치법을 서술하고 있다. 이에 따르면, "호혹증은 병의 상태가 상한(傷寒)과 같으며 목구멍에 뱀이 파놓은 구멍과 같은 것을 '惑'이라 하고 음부에 벌레가 먹은 것과 같은 것을 '狐'라 하며 눈이 새 눈깔과 같이 붉어지기도 한다."라고 언급하며 구내염과 목의 염증, 음부의 염증, 안병을 대표적인 증상으로 하는 베체트 증후군을 설명하고 있다. 또한 그 원인을 "사려과다(思慮過多), 수면부족(睡眠不足)등으로 인한 폐, 비, 신 삼장의 음이 손상되어 허열이 발생하고 정기가 약해짐으로써 기혈이 흐르는 경락과 맥락에 염증이 발생한다."라고 서술하여 현재도 베체트 증후군의 원인으로 지목받는 스트레스와 환경적인 요인을 언급하고 있다.

이와 같이 오래전부터 동양의서에 베체트 증후군이 등장할 수 있었던 것은 병의 발생이 유독 옛 실크로드를 따르는 지역, 즉 극동아시아에서 지중해 연안으로 이어지는 지역에 많이 발생한 것과 무관하지 않으며, 이에 옛 선조들 또한 베체트병에 관심을 갖고 그 치법을 연구했던 것으로 여겨진다.

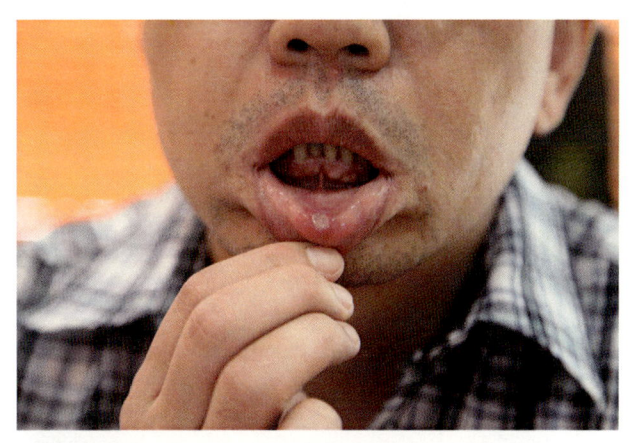

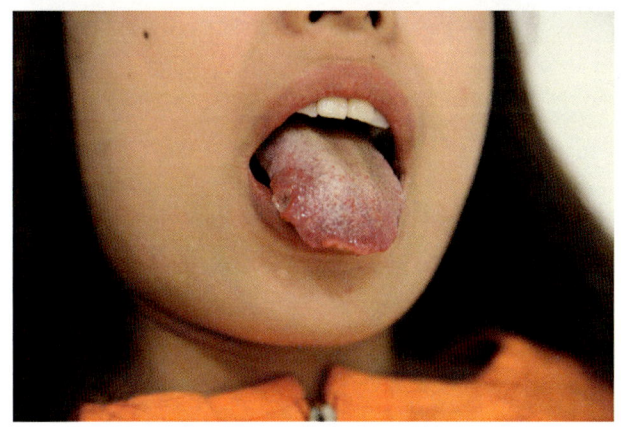

02
베체트병의 대표 증상

　베체트 환자들 대부분이 입안이 항상 헐어 있어 음식을 먹기 너무 힘들다고 호소한다. 이처럼 입안이 허는 것이 베체트병의 가장 대표적인 증상인데, 한편으로 입안이 허는 증상은 일상적으로 흔하게 겪는 증상이어서인지 베체트병이라고는 생각지 않고 쉽게 넘어가기도 한다. 하지만 계속해서 반복적으로 구내염이 나타나고, 또 염증이 한 번 발생한 후 쉽게 사라지지 않으며 그 크기가 점점 커지거나 여러 군데에 동시다발로 생긴다면 한번쯤은 베체트 질환을 의심해봐야 한다.
　베체트병에 걸렸을 때 두 번째로 많이 호소하는 증상은 성기 부위의 염증이다. 성기 부위의 염증 또한 입안이 헐 때와 유사한 모양새로 나타나는데, 남성의 경우는 주로 귀두 부위와 음경 표면에, 여성의 경우는 질이나 자궁경부, 혹은 외음부 부위에 나타난다. 염증이 나타나는 부위가 성기 부위여서인지 매독과 같은 성병 내지는 헤르페스 바이러스의 감염을 의심하는 경우가 많다. 하지만 베체트와 달리 헤르페스 바이러스 감염은 병변이 생길 부위에 먼저 뜨거운 작열감이 나타나고 뒤이어 그룹을 이룬 수포나 농포가 발생하고 통증이 수반된다. 또한 매독 및 바이러스 질환의 경우 혈액검사만으로도 쉽게 찾아낼 수 있으니 전문의를 찾아 상담을 받는 게 좋다.

베체트병의 두드러진 증상 중 세 번째는 피부의 홍반이다. 마치 여드름과 같은 작은 발진이 피부를 덮기도 하고, 혹은 멍이 든 것처럼 넓게 퍼진 홍반이 나타나기도 한다. 홍반 부위를 누를 시 통증이나 열감을 호소하는 경우도 많다.

네 번째 증상은 베체트 환자들이 가장 염려하는 증상인데, 바로 안구 증상으로 매우 안 좋은 예후를 가질 수 있는 증상이다. 베체트 환자들 중에는 안구의 포도막 부위에 염증이 생겨 눈이 벌겋게 충혈이 되는 경우가 있다. 이 경우 심각한 후유증으로 실명에 이를 수도 있기에 각별한 주의가 필요하다. 이러한 안구 증상은 대체로 베체트병이 발생함과 동시에 나타나지만 간혹 발병 수년이 지나 나타나기도 하기에 병을 방치해두었다가는 심각한 후유증을 겪을 수 있다.

끝으로 서양의 베체트병 환자에게 많이 나타나는 증상으로써, 염증이 중추신경계를 침범하는 경우를 언급할 수 있다. 이런 경우 흔히 두통으로 시작해서 무균성 뇌막염, 그리고 치매와 같은 정신과적 이상으로 발전하기도 한다. 동양인의 경우는 위장관계 침범이 잦은데, 이 때문에 위장이나 장 점막에 궤양이 발생하여 심각한 복통이나 소화불량을 야기하기도 한다.

간혹 어떤 환자들의 경우 베체트병과 더불어 류마티스 관절염을 앓는 경우도 있다. 하지만 베체트 증후군이 관절 변형을 일으키지는 않으며 주로 무릎과 발목을 침범하는 특징이 있다.

한편, 베체트 증후군은 만성 혈관염이라 불리기도 한다. 그 뜻처럼 혈관에 염증을 유발하는 병인만큼 혈전을 만들어 내기도 한다. 베체트병 환자의 4분의 1 정도에서 표층부와 심층부의 말초정맥혈전증이 나타나는데, 이로 인해 다리가 붓거나 드물게는 폐동맥혈전증에 걸려 호흡곤란, 기침, 흉통, 각혈 등의 증상을 겪기도 한다.

요컨대, 지금까지 살펴본 것처럼 베체트병은 다양한 증상을 나타내고 심지어 실명에 이를 수도 있는 무서운 병이지만, 신경계에 침범된 경우가 아니면 베체트 환자의 평균 수명은 일반인과 차이가 없다. 어쩌면 베체트병의 진정한 위험성은 여기에 있는지도 모른다. 베체트병 환자로 하여금 평생 고통을 안은 채 건강하지 못한 몸으로 살기를 강요하는 것과 다름없기 때문이다.

03
베체트병의 원인

지금까지 베체트병의 여러 증상들을 살펴보았다. 그렇다면 이런 다양한 증상을 야기하는 베체트병의 원인은 무엇일까?

베체트병은 우리 몸의 방패 역할을 해주는 면역 세포가 비정상화됨으로써, 면역 세포의 하나인 림프구가 우리 몸, 보다 정확히 말하자면 혈관벽을 공격하여 발생하는 염증성 질환이다. 따라서 무엇이 그처럼 면역 세포를 비정상적으로 만드는지를 찾아내는 것이 베체트병의 원인과 해결책을 찾는 길이 된다.

하지만 안타깝게도 현대의학은 베체트병의 원인을 명확히 밝혀내지 못하고 있다. 다만 여러 논문이나 책에서 곧잘 언급되고 있는 바에 따르면 베체트병의 원인은 다음과 같은 것으로 의심되고 있다.

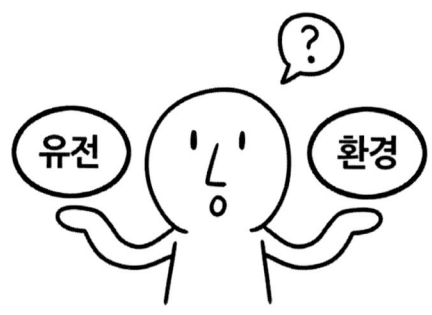

가장 높은 가능성은 유전적 요인으로, 이는 한의학에서 타고난 체질에서 원인을 찾는 것과 일맥상통하는 점이다. 한 연구 결과에 따르면 베체트병이 많이 발병하는 실크로드 라인의 국민들의 경우 베체트병의 가장 중요한 유전인자로 밝혀진 HLA-B51의 검출빈도가 높다고 한다. 또한 가족 내에서 베체트병의 발병률이 증가하는 것도 유전적인 요인으로 설명될 수 있으며 실제로 베체트병이 많이 발생하는 지중해 연안국이나 한국과 같은 나라에서는 가족 내 베체트병의 발병률이 8~34%까지 증가한다는 연구결과도 있다.

하지만 이 또한 분명한 것은 아니다. 베체트병은 확실히 멘델의 유전법칙에 따라 유전되지 않는다는 상반되는 연구 결과도 있으며, HLA-B51 유전자만을 이용한 쥐 실험에서도 베체트병의 특징적인 임상 양상이 발현되지 않는 것으로 보고되고 있기 때문이다. 이를 통해 보건대, 베체트병이 발병하는 것은 일정 부분 유전적 감수성이나 체질 탓도 있겠지만 꼭 선천적인 요인 때문에 발병하는 것은 아니라고 볼 수 있다.

가령, 아메리칸 인디언들의 경우 HLA-B51유전자를 갖고 있는 경우가 상당히 많음에도 불구하고 베체트병이 발병은 드물다. 세계적으로 가장 높은 베체트병 유병률을 지닌 일본인의 경우도 베체트병 발병이 미미한 미국 캘리포니아나 하와이로 이주해 살면 베체트병에 걸리지 않는다고 한다. 요컨대, 베체트병은 유전적이고 체질적 요인 외에도 환경적 요인의 영향을 받으며, 따라서 환경을 개선하고 생활

패턴을 잘 조절하면 베체트병 인자를 지니고 있다 하더라도 충분히 발병에 이르지 않을 수 있음을 알 수 있다.

현대의학이 베체트병을 불러오는 환경적 요인에 관심을 두기 시작한 것도 그래서이다. 현대의학이 가장 먼저 의심하고 있는 것은 바이러스나 세균에 의한 감염이다. 단순포진 바이러스라 불리는 헤르페스 바이러스는 베체트병을 처음 발견한 터키 의사 베체트에 의해 최초로 의심 받았던 발병 원인이다. 그의 연구 이후 실제로 여러 연구들은 베체트병 환자의 혈액과 타액들에서 HSV DNA가 검출되었다는 보고를 하고 있다. 하지만 모든 베체트병 환자에게서 바이러스가 검출되는 경우는 없었으며 항 바이러스제를 투여하여도 증상이 전혀 개선되지 않는 경우도 있었다. 따라서 베체트병의 발병에 있어서 HSV-1 바이러스가 관여할 수는 있으나, 의사 베체트가 주장한 것과 같이 베체트병의 결정적인 원인으로 간주할 수는 없다.

최근에는 바이러스나 세균과 같은 요인 외에 스트레스나 공해독 또한 베체트병의 발병 및 악화 요인으로 지목되고 있다. 베체트병의 역학 조사에 따르면 일반적으로 남성이 여성보다 베체트병에 걸릴 확률이 높은 것으로 밝혀져 있다. 하지만 대한외관과학회지에 발표된 「베체트병에 대한 임상적 고찰」이라는 논문에 따르면 우리나라의 경우 여성 환자의 비율이 낮지 않음을 알 수 있다. 이와 관련 실크로드 라인에 따라 베체트병의 발병률이 높아지는 것 또한 남존여비사상이 실크로드 지역 여성의 베체트 발병률을 높였을 것이라는 추측도 가능하다.

실제로 한의원에 내원하여 치료를 받는 여성 환자들을 보면 젊어서부터 남편과의 갈등이 있었거나 시댁과의 갈등으로 인한 스트레스에 시달려온 경우가 많았으며, 남성의 경우 사업에 실패하였거나 배우자와의 사별, 자녀를 먼저 보낸 후 겪는 스트레스로 인해 베체트병에 걸린 경우가 많았다. 흥미로운 점은 여성 환자의 경우 치료가 어느 정도 진행되어 호전을 보이다가도 명절 및 어버이날과 같이 통상적으로 여성이 스트레스를 많이 받게 되는 시간을 보내고 나면 다시 악화되는 경우가 많았다. 이는 스트레스 관리가 베체트병의 발병과 치료에 있어서 얼마나 중요한 부분을 차지하고 있는지 보여주는 사실이 아닐 수 없다.

이러한 사실은 한의학의 옛 고서에서 기술하고 있는 원인과도 관련이 깊다. 고서들에 따르면, 구강 질환은 심(心)과 관련이 많은 부분인데 스트레스와 사려과다로 심장에 火가 쌓이게 되면 뜨거운 기운이 풀리지 못하고 위로 치솟아 구내염이나 포도막염, 인후부의 염증 등을 유발한다고 한다. 또한 사려과다로 기혈이 손상을 받게 되어도 혈관이 추진력을 잃게 되어 혈관 주위로 기혈이 응체, 염증이 발생할 수 있다고 밝히고 있다. 이처럼 한의학에서도 이미 스트레스가 베체트병과 같은 질환의 원인일 수 있음에 주목해왔던 것이다.

끝으로 수면 또한 베체트병에 상당한 영향을 미치는 요인으로 언급하지 않을 수 없다. 누구나 일이나 공부를 위해 며칠 밤을 새운 다음 입안이 헐거나 텁텁해지는 경험을 해보았을 것이다. 실제로 베체트 환자들을 보면 밤낮이 바뀐 생활을 하고 있는 사람들이 상당히 많다. 또 잠을 자고 싶어도 잠을 이루지 못하는 불면증을 갖고 있는 환자들도 많다. 이처럼 불규칙한 수면, 특히 밤에 잠을 자지 못하게 되면 우리 몸의 음액이 마르게 되고, 그 결과 염증이 생기는 경우가 많다. 이 때문에 증상이 심한 베체트 환자에게는 더러 밤낮을 바꾸도록 요하는 직장을 그만두라고 강력히 권고하기도 하며, 불면증이 있는 경우 불면증 치료를 우선 진행한 후 생활 상태를 교정해 가면서 베체트 증상을 치료하는 경우가 많다.

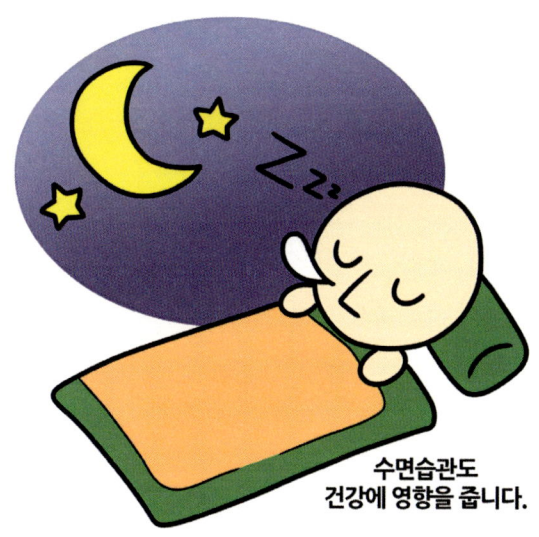

수면습관도 건강에 영향을 줍니다.

04
베체트병의 진단

베체트병은 그 원인이 명확히 발견되지 않은 만큼 병을 확진할 수 있는 진단 방법 또한 아직까지 없는 상태다. 따라서 현재 알려진 진단 기준은 엄밀히 말해 병을 확진할 수 있는 기준이 아닌 베체트병을 의심해볼 수 있는 정도의 기준이라 할 수 있다.

물론 그러한 기준에 입각했을 때 민감도와 특이도가 매우 높다고 한다면 베체트병으로 진단하는 데 도움이 될 수 있다. 하지만 현재 알려진 기준에만 의존할 경우 오진 가능성이 있으므로 주의해야 한다. 따라서 베체트병을 진단하기 위해서는 환자의 제반 문제를 모두 고려하여 적절한 판단을 내릴 수 있는, 베체트병에 대한 경험이 풍부한 의사에게 진료를 받도록 해야 한다.

어쨌든 1990년에 제정되어 현재 의대생들이 가장 많이 참고하는 '해리슨 내과학'에 나오는 베체트병의 국제 기준을 보자면 다음과 같다.

베체트병 국제기준
① 재발성 구강궤양
② 재발성 생식기궤양
③ 피부병변
④ 안구병변
(일회용 주사바늘을 이용하여 식염수를 피하에 주입한 뒤 24~48시간 후 구진이나 농포가 생기면 페설지 반응 양성이라고 말한다)

(베체트병은 상기 증상 중 1번과 나머지 중 2가지 증상을 동반한다)

 이 기준에 의하면 반복적으로 나타나는 구강궤양은 필수 조건이며 음부궤양, 안구병변, 피부병변, 페설지 반응 양성 등 4가지 중에 2가지 증상이 동반되면 베체트병으로 분류될 수 있다. 하지만 이 국제기준을 채택하던 환자 군은 페설지 반응이 높게 나타나는 이란, 터키, 일본 등의 환자 군이 주축이었다. 때문에 페설지 반응이 잘 나타나지 않는 지역에서 이 기준을 따를 시 진단이 정확하게 나오지 않을 뿐만 아니라 구강 궤양이 실제로 없는 베체트 환자들도 있음에 유의해야 한다. 또한 전체 환자의 13.5~27%는 다른 임상 증상이 나타난 후 뒤늦게야 구강증상이 나타나는 경우도 있어 이 기준이 정확히 베체트병을 진단하는 준거는 될 수 없음을 간과해선 안 된다.
 그래서 최근에는 국내 의료진이 우리나라의 실정에 맞는 새로운 베체트병의 분류 기준을 만들었는데, 우리나라의 실정에 맞는 기준인 만큼 임상적으로 더 가치가 있다고 할 수 있다. 이 기준에 따르면 우리나라의 경우 음부궤양 증상이 가장 높은 진단 가치를 지니고 있다는 판단에 의거, 음부궤양에 2점을 부여한 후, 반복성 구강 궤양, 피부병변, 안구병변, 회맹부 궤양, 폐설지 반응에는 각각 1점씩을 부여함으로써 총 합계 점수가 3점 이상이면 베체트병으로 분류하게 된다. 그리고 지역적 차이가 많은 HLA-B51유전자 검사와 같은 것은 단지 참고 사항으로만 판단하도록 두었다. 국내 의료진에 의해 만들어진 이 분류기준의 경우 스스로 베체트병을 분류하는 데 상당히 도움이 될 수 있으므로 알아두는 게 좋다.

우리나라 특성에 맞는 제시된 분류기준
① 음부궤양 ---------- (2점)
② 안구병변 ---------- (1점)
③ 피부병변 ---------- (1점)
④ 구강궤양 ---------- (1점)
⑤ 폐설지 검사 양성 --- (1점)
⑥ 회맹부 궤양 -------- (1점)

총점 3점 이상이면 베체트로 분류 가능

 그밖에 많이 사용되는 검사 방법으로는 혈액검사를 통해 염증을 판단하는 ESR, CRP 수치를 확인하는 법도 있다. ESR의 정상범위는 남성의 경우 15mm/hr 이하이고 여성의 경우는 20mm/hr 이하이다. 그러나 나이가 증가함에 따라서 건강한 상태임에도 수치가 40mm/hr 정도까지는 증가할 수 있다는 점도 고려해야 한다. 따라서 대략적인 정상범위를 남자는 연령을 2로 나누고 여자는 연령에

10을 더해 2로 나누어 생각하면 쉽다.

한편 CRP 수치의 경우 급성적인 염증 상태를 파악하는 데 도움이 되며 ESR에 비하여 염증의 변화를 빨리 반영하는 특성이 있다. 정상의 경우 대략 0.2mg/dl 이하이며 베체트병뿐만 아니라 대부분의 류마티스 질환의 염증 상태를 드러내준다.

활동성 베체트의 경우 이런 혈액검사 수치 또한 증가되어 나타나는 경향이 있다. 하지만 침범된 장기에 따라서는 질병의 활성도와의 상관관계가 일정하지 않을 수 있으며 질병의 경과를 추적 관찰하는 데에도 적합하지 않다는 연구 결과들도 나오고 있음에도 유의해야 한다. 실제로 한 연구결과에 따르면 구강궤양, 음부궤양, 안구 증상 및 중추신경계 질환에서는 위의 수치가 의미를 가질 만큼 증가하지 않는다고도 보고되고 있다. 즉 결론적으로 베체트병의 질병이 어느 정도 활성화되어 있는지를 효과적으로 반영할 수 있는 신뢰할 만한 검사는 아직은 없는 상황인 것이다.

이처럼 여러 방면의 노력이 강구되어 왔지만 그 원인이 확실히 밝혀지지 않은 만큼 병을 확진할 수 있는 방법 또한 마련되어 있지 못한 답답한 상황에 놓인 병이 베체트병이라 할 수 있다. 따라서 현실적으로 가장 바람직한 대안은 환자의 증상을 종합적으로 고려하여 병을 진단해낼 수 있는 전문 병원을 찾는 길밖에 없다. 입에 염증이 생기면 이비인후과를, 눈에 문제가 생기면 안과를, 피부에 문제가 생기면 피부과를 가는 등 국소적인 치료를 위해 여러 병원을 전전하다 결국 병을 키워 한의원을 찾는 환자들이 안타까운 것은 그래서이다. 평소 베체트병의 증상을 알아두어 병이 의심되면 조기에 한의원을 찾아 적극적인 치료를 받는 게 좋다.

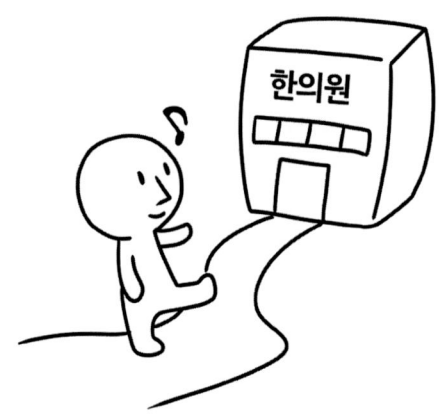

05
베체트병의 치료

1) 서양의학의 약물요법

　베체트병은 류마티스와 더불어 여타의 자가면역 질환처럼 희귀난치성 질환으로 분류된다. 하지만 난치성 질환일 뿐 불치병은 분명 아니다. 쉽지는 않지만 치료에 성공한 경우가 존재하는 만큼 환자 본인도 희망을 놓지 않고 치료에 임해야 한다.

　현대의학이 베체트병에 대한 적절한 치료법을 찾아내지 못하고 있는 이유는 병을 일으키는 비정상적 면역 상태를 정상화시킬 수 있는 방법을 찾아내지 못했기 때문이다. 그로 인해 현재 현대의학의 치료법은 환자가 고통을 느끼는 증상의 완화에 주로 초점을 맞추게 된다. 물론 극심한 염증과 실명에 이를 수 있는 급성 포도막염과 같은 다급한 상황이라면 증상을 급격히 완화시키는 강한 약을 쓰는 게 필요하다. 하지만 그것은 어디까지나 필요악이다. 중장기적으로 봤을 때 단지 증상만을 호전시키기 위해 약물에 의존하는 것을 결코 적절한 치료라고 볼 수 없다.

베체트병의 병에 단계에 따라 광범위하게 사용되는 양약들은 다음과 분류될 수 있다.

TNF-a 억제제	레미테이드, 엠브렐 등
싸이클로스포린, 아자티오프린 탈리도미드, 설파살리진	안구 증상, 위장관 증상 등
콜킨, 스테로이드	일반적, 근골격계 증상 등
항 바이러스제, 소염제, 항생제	피부병변 등

① 스테로이드

베체트병은 전신에 나타나는 염증성 질환이기에 현대의학에서는 치료 약제 중심의 전신요법을 주로 사용한다. 그 중 가장 광범위하고도 필수적으로 사용되는 약이 바로 스테로이드 제제다. 하지만 소론도와 같은 스테로이드 제제를 장기간 고용량으로 사용했을 경우 많은 부작용이 초래되며 베체트병의 가장 큰 위험요소인 안구 질환에 있어서도 단기간의 증상 완화에는 도움이 되나 장기간 투여 시에는 예후에 도움이 되지 않는다고 밝혀져 있다.

이처럼 장기적으로 보았을 때 질병의 진행을 막는 데 효과적이라는 객관적인 증거가 아직 존재하지 않기에, 심한 장기 침범이 있거나 안구병변이 있는 경우에만 단기간 고용량으로 사용하고, 유지용량이 필요한 경우에는 최소한의 용량만 사용하는 것이 좋다. 이후에는 근본적으로 면역력 정상화를 목표로 하는 한방치료를 통해 스테로이드의 복용에 의지하지 않도록 치료해나가야 한다.

② 콜킨

스테로이드 다음으로 베체트병 치료에 많이 사용되는 약재가 콜킨이다. 통풍치료약으로 많이 이용되는 콜킨은 1975년부터 베체트병의 치료에 널리 이용되고 있는 약물로써, 논란은 있지만 중성구의 주화성을 억제하여 염증을 억제하는 효과가 있다고 알려지고 있다.

하지만 일본에서 진행된 베체트환자에 대한 이중맹검실험에 따르면 콜킨은 구강궤양에 유의미한 효과가 없었다는 연구 결과가 나오기도 했다. 또한 복통, 설사, 구토 등의 위장관 부작용이나 용량이 높았을 경우에는 골수억제, 신부전, 탈모, 심한 설사, 간 기능 부전, 경련, 혼수, 사망 등의 부작용을 유발하기도 한다. 특히 세포 분화를 막는 작용 때문에 가임기 남녀에 장기간 투여하게 되면 불임이나 수태율의 저하를 가져올 수 있다는 우려도 있다.

지금까지 살펴본 스테로이드와 콜킨 이외에, 많이 사용되는 양약과 그에 따른 부작용을 언급하면 다음과 같다.

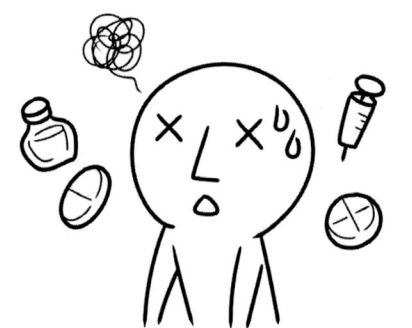

약물의 과다복용과 장기복용은 내성과 부작용을 일으킵니다.

☑ 답손

효과: 중성구의 기능을 억제

부작용: 용혈성 빈혈이 흔하게 나타난다.

☑ 탈리도미드

효과: 염증반응에 관여하는 TNF-a의 분비를 억제하고 혈관 형성을 막아 면역 억제 효과를 나타낸다.

부작용: 신생아에 심각한 기형을 유발하고 약을 중지하는 경우 피부점막 증상이 다시 나타나고 홍반성 결절은 더욱 악화될 수 있다. 또한 14~50%정도의 환자에서 다발성 신경증이라는 부작용이 나타난다.

☑ 펜톡시필린

효과: 항진된 중성구의 주화성 감소 및 중성구로부터 과산화물 음이온의 생성을 억제시켜 염증 반응을 완화시킨다.

부작용: 위장 장애를 호소하는 경우가 많아서 실제 임상 사용에는 어려움이 따른다.

☑ 인터페론 알파

효과: 항 바이러스 효과로 단순포진 바이러스가 관여한 베체트병에 효과가 좋다.

부작용: 일시적인 감기 증상, 백혈구 감소증 등이 나타날 수 있고 약물을 중단한 후 재발되는 환자가 많다. 드물게는 만성 골수성 백혈병환자에 투여한 후 오히려 베체트병의 임상 증상이 발생하는 경우도 있다는 보고가 있으며, 만성 C형 간염 환자가 복용한 뒤에는 허혈성 망막증이 발생한 경우도 있다.

☑ 사이클로스포린

효과: 사이클로스포린은 기존의 약재에 반응하지 않는 베체트병 안구병변에 7~80%에서 효과가 있다고 보고되고 있다.

부작용: 베체트병 역학 연구에 따르면 심한 안구 질환이 있는 베체트병 환자를 3.6년간 경과 관찰한 결과, 90%가 실명에 이르렀다고 한다. 현재도 여러 가지 치료를 행하고 있으나 심한 안구 질환이 있

는 경우 치료를 받음에도 20% 가량은 시력을 잃는다고 한다. 따라서 급성의 안구병변에만 사용을 고려하고 신경계 증상이 나타나는 베체트병 환자에게는 투여하지 않는 것이 바람직하며, 단기간 약물을 사용하는 동안에도 신경계 증상이 나타나지 않는지 주의 깊게 관찰해야 한다.

☑ 아자티오프린

효과: 면역 억제제 중에서 부작용이 그나마 적은 약재다.

부작용: 어디까지나 면역 억제제이기 때문에 골수 억제를 유발할 수 있으며 가장 흔한 부작용으로 위장 장애, 혈구 감소증, 간 기능 이상, 췌장염 및 과민 반응 등의 부작용도 발생할 수 있다.

☑ TNF 차단제 (레미케이드, 엔브렐 등)

효과: 베체트병을 유발하는 사이토카인의 분비를 억제하여 면역 반응을 억제함으로써 증상을 완화시킨다.

부작용: 사이토카인은 면역 세포가 일으키는 염증 반응에 관여하기도 하지만 동시에 감염을 방어하는 역할도 한다. 때문에 TNF가 억제되면 감염에 노출될 가능성도 높다. 특히 TNF가 결핵 면역에 있어서 중요한 역할을 하기 때문에 약을 복용하는 도중 결핵이 발생되었거나 혹은 재발되어 다시 나타나는 사례들이 많이 보고되고 있어 특히 결핵이 많은 우리나라에서는 사용에 주의할 필요가 있다.

또한 급성 감염에서는 당연히 TNF 차단제의 사용을 피해야 하며 간염보균자에 대해서도 사용을 주의해야 한다. 이밖에 다른 부작용으로 아나필락시스, 탈수초질환, 심부전, 악성종양 등이 발생하는 경우가 많다.

2) 한약의 효과

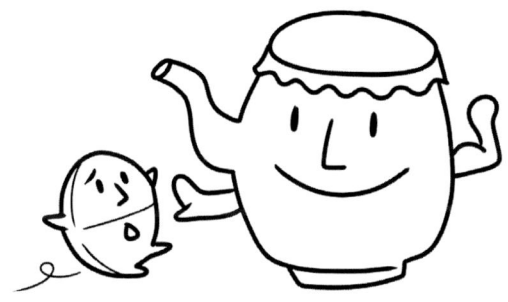

한의학의 옛 의서 『금궤요략』에 실린 호혹병을 다루는 부분에는 병의 증상을 서술한 뒤 감초사심탕을 통해 증상을 다스리라는 구절이 나온다. 이러한 원전을 바탕으로 실제로 원광대학교 한의과대학 내과학 교실에서는 「감초사심탕이 베체트병 환자 말초 혈액 단핵구의 세포활성물질 생성 억제에 미치는 효과」에 대해 연구한 논문을 발표했다.

실험은 위에서 TNF 억제제를 사용하는 목표와 같이 염증반응을 매개하는 TNF와 IL-b를 실제로 감초사심탕이 억제할 수 있는지를 측정하는 실험이었다. 그 효과를 비교해 보기 위하여 대표적인 베체트 치료약인 싸이클로스포린과 비교 실험을 해보았는데, TNF-a의 경우 감초사심탕은 42.0+-6.6%를, 싸이클로스포린은 30.9+-10.1%를 감소시키는 효과를 가져왔다. IL-b의 경우는 더욱 현저해서, 감초사심탕은 95.9+-5.7%를, 싸이클로스포린은 89.1+-5.9%를 억제시켰다. 이 같은 결과는 연증성, 면역성 세포활성물질의 생성과 관련, 감초사심탕이 양약의 대표적인 치료제인 싸이클로스포린보다 우수한 억제 효과를 지니고 있음을 보여준다.

아주대 의대와 동국대 한의대가 공동으로 진행한 「베체트병 마우스 모델에서 증상의 호전에 대한 콜킨과 한약(가미청혈보혈탕 또는 가미용담사간탕)의 복합 투여 효과」 연구도 한약의 효능을 입증했다. 이 실험에서도 한쪽 실험 군에서는 양약만을 투여하고, 다른 실험 군에서는 한약을 병행 투여하여 20일간 증상을 살피고 염증에 관여하는 사이토카인을 관찰하였는데, 단독 투여 군보다 복합 투여 군에서 증상이 호전되는 정도가 높았음은 물론 호전 시기를 앞당겼으며, 사이토카인에도 긍정적인 영향을 미치는 것으로 나타났다.

또한 이외에도 베체트병에 대한 변증론치를 제시한 저작들에 따르면 간양이 상항한 경우에는 용담사간탕, 육미지황환, 지백지황환, 인진오령산 등이 효과가 있다고 하고 있으며, 음허열독, 습열이 낀 경우 등에는 가감사묘용안탕이 사용될 수 있다고 기록되어 있다.

베체트병의 주증상인 반복성의 구강궤양의 경우 대부분 장기간 반복발작하며 오랫동안 낫지 않고 허증으로 빠지는 경우도 적지 않은데, 이 경우에는 대표적인 보약인 보중익기탕이나 하초의 음화를 다스리는 생지황과 같은 자음하는 약물을 쓰라고 전해진다.

그밖에 국부 치료에 대한 기술도 잘 되어 있는데 이를 응용하여 국소 치료제나 안약 등을 제작하여 투여할 경우 효과가 상당히 좋은 경우가 많았다. 이 같은 처방은 집에서도 쉽게 따라 할 수 있다. 구강궤양에는 금은화와 국화를 다린 물로 구강을 세척하면 효과가 좋고 외음부궤양에는 고삼, 백부근을 각 15g씩 넣고 사상자를 30g 넣어 끓인 물로 씻으면 일시적으로 염증을 완화시키는 효과를 얻을 수 있다.

또한 베체트병의 치료에 있어서 가장 중요한 방법이 봉독을 함유한 약침 치료라고 할 수 있는데 이 또한 여러 논문들과 연구 결과를 통해 그 효과가 입증되고 있다.

06
베체트병의 생활관리

모든 병이 그렇겠지만 평소 건강한 생활습관을 유지하는 것은 베체트병을 예방하고 치료하는 데 큰 도움이 된다. 하지만 건강한 생활을 위한 자기관리 또한 억지로 실천하게 되면 그 자체 스트레스가 될 수 있다. 건강해져야 한다는 생각이 오히려 스트레스가 된다면 증상도 더 악화되기 마련이다.

따라서 베체트병을 앓고 있는 환자들은 스스로 베체트병 환자임을 잊어버리고, 완치의 희망을 놓지 않은 상태에서 즐거운 마음으로 생활해야 한다. 스트레스야말로 베체트 질환에 치명적이기 때문이다. 베체트병 환자들이 지켜야 할 생활습관이라면 다음의 경우를 열거할 수 있다.

※ 베체트병 환자를 위한 생활습관

☑ 항상 즐거운 마음으로 욕심을 버리고 평온한 마음을 유지한다.

☑ 금연과 금주는 베체트병뿐만 아니라 다른 다양한 병들을 예방하고 치료하는 첫걸음이다.

☑ 과로가 누적되지 않도록 조심하고 밤에는 숙면을 취해 체력을 유지한다.

☑ 꽉 끼는 옷은 입지 않는 것이 좋으며 습기가 많은 곳에서 오랜 시간 활동하는 것을 피한다.

☑ 비타민 A와 C가 많이 들어있는 당근이나 토마토 등의 과일을 자주 섭취한다.

☑ 담백한 음식물 섭취를 권장하며 기름지고 자극이 강한 음식은 피하도록 한다.

 또한 피부 질환과 염증을 예방하고 악화되는 것을 막기 위해 입욕제나 화장품도 신경을 써야 한다. 기왕이면 천연 오일을 사용하여 만든 제품들을 쓰도록 하고 날짜가 오래된 것은 피부질환을 악화시킬 수 있으므로 사용하지 말아야 한다.
 더불어 구강 질환을 위해 칫솔은 부드러운 솔로 주의 깊게 고르고 규칙적으로 양치질을 해야 한다. 거기에 꾸준히 비타민을 챙겨먹어 입안이 허는 것을 예방하고 날카로운 음식들을 피해서 섭취하면 좋다.
 음식에 대해 조금 더 자세히 설명하자면, 특히 베체트병 환자는 트랜스 지방이 함유된 라면이나 과자, 카페인이 많은 커피와 녹차, 우유와 치즈, 버터 등 고단백질 음식들은 물론 인공적인 조미료, 감미료, 방부제, 첨가물들을 피해야 한다. 육류를 줄이고 채식을 늘리는 것 역시 중요하다. 브로콜리, 시금치와 같은 녹색 채소와 비타민C가 많이 함유된 과일이나 모과를 먹는 것이 좋다. 베체트병 환자는 치료를 받고 있어도 음식조절을 하지 않으면 치료 효과가 적고 염증이 쉽게 재발할 수 있으니 반드시 음식섭취에 주의를 기울여야 한다.

베체트병은 무엇보다 조기진단이 중요하다. 조기에 치료받고 절절히 관리해나가는 것만이 베체트로 인해 나타날 수 있는 여러 합병증들을 막는 유일한 방법이다. 양약 치료로 일시적인 호전 반응을 느꼈다고 해서 완치로 간주하여 치료를 중단하게 되면 다시 병이 재발한다. 양약을 오래 복용하는 것 또한 장기적으로 증상 완화에 도움이 되지 않기 때문에 근본적인 치료를 목표로 지속적인 관리를 해나가는 게 중요하다.

다음의 사례는 어떤 환자이든 베체트라는 구렁텅이에서 탈출할 수 있음을 보여주는 메시지다.

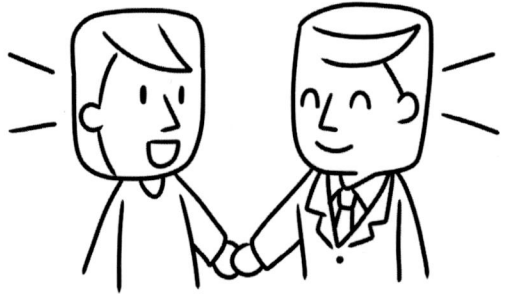

① 매운탕을 먹으며 눈물을 흘린 김○○ 환자

40대 여성인 김○○ 환자는 젊어서부터 시작된 베체트로 20여 년을 고생하다 한의원을 찾았다. 양약이라는 양약은 다 먹어보고 온갖 좋다는 치료는 다 받아보았음에도 10여 년 전부터는 양약을 먹어도 아예 증상이 전혀 호전되지 않아 거의 매일 죽만 먹으며 지내오고 있었다. 심지어 너무 힘들어 수면제를 먹고 자살기도까지 했다는 말을 들었을 때는 정말이지 가슴이 아팠다. 실제로 베체트 환자의 경우 김○○ 환자처럼 상담을 하다결국 눈물을 흘리는 경우가 많다. 하소연만 하고서도 표정이 밝아지고 편해지는 환자들의 모습을 보면 심장의 화를 베체트병의 원인으로 주목한 한의학의 견해가 옳다고 느끼는 때가 많다. 그래서 김○○ 환자처럼 오랜 기간 병으로 고생하다 한의원에 찾아오는 분들의 경우 우선은 이야기를 많이 들으려고 노력한다. 그것 또한 치료의 일부이기 때문이다.

아무튼 김○○ 환자 또한 그렇게 화를 조금 풀은 후 매운 음식 좀 먹게 해달라는 말씀을 남기시며 한방치료를 결정했다. 혀의 표면이 없어진 상태라 몇 년 동안 김치 한 번 먹어보지 못했다는 말이었다. 환자에게 희망을 드리고자 꼭 그렇게 해드리겠다는 답변과 함께 장기간 베체트병과의 싸움을 시작했다.

김○○ 환자의 경우, 몸에 습열이 많아 비가 오고 날만 조금 흐려도 피부 증상까지 뒤집어 나타났고 외음부도 헤어져 있었으며 입안은 점막으로 덮인 상태를 본 기억이 없었다. 의지를 갖고 치료를 이어나간 결과 드디어 피부 증상은 날씨가 흐려도 거의 올라오지 않았다. 그러던 어느 날 마침내 김○○ 환자는 매운탕을 먹었다며 밝게 웃었다. 증상이 호전된 것도 호전된 것이지만 처음과 너무 달라진 환자분의 표정 속에서 베체트병이 불치병이 아님을 다시금 확신할 수 있었다.

② 모든 치료를 포기했던 우○○ 환자

30대 남자인 우○○ 환자는 베체트병으로 인해 귀두 부위의 염증, 고환염, 구강염증을 심각하게 호소했다. 무엇보다 베체트로 인한 혈전 때문인지 젊은 나이에 중풍을 겪고 있다는 점이 심각했고, 몇 년 전 양약도 끊은 채 본인 스스로 모든 치료를 포기한 상태였다.

초기 상담을 통해 우○○ 환자의 그간 어려웠던 얘기들을 들은 후 치료가 가능할 것이라는 확신을 주었다. 그러자 우○○ 환자는 다른 환자들보다 오히려 더 굳은 의지로 치료에 임하며 어려운 치료도 잘 따라 주었다. 1년 정도 치료한 결과 구내염은 거의 나타나지 않게 되었고 고환염과 귀두 부위의 염증도 치료 시작과 더불어 거의 나타나지 않는 상태가 유지되어 치료를 종결하였다.

스스로 든 것을 포기했던 만큼 역설적으로 회복에 대한 강한 열망 또한 내부에 잠재되어 있을 것이라고 믿었기에 자신감을 불어넣어 주었고, 그 결과 우○○ 환자는 힘든 치료기간을 웃으면서 넘기고 삶에 대한 의욕도 높여 갔다. 현재 우○○ 환자는 다시 직장도 얻고 새로운 삶을 살게 되었다며 가끔 감사의 말을 전해 오신다.

> 쉬어가는 페이지

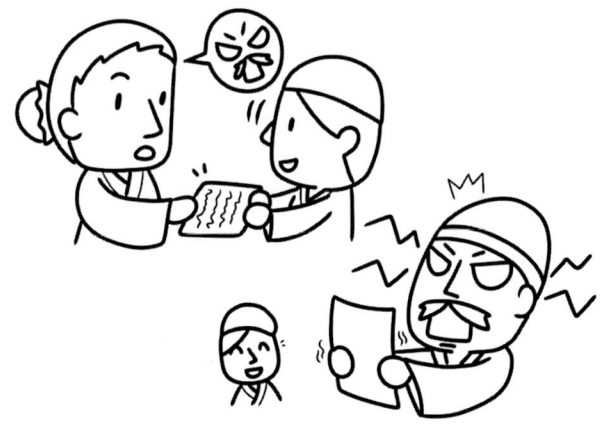

[화타와 군수]

  어느 고을에 군수가 마을을 다스리고 있었습니다. 그런데 어느 날부터 군수는 병을 앓기 시작하더니 점차 심해져서 화타를 모셔 치료를 받게 되었습니다.

  군수를 진단해 본 화타는 사려가 깊어서 심해져 생긴 질병으로 보아 몹시 화를 내게 하면 병이 나을 것이라 판단을 하였습니다. 그래서 화타는 군수의 아들을 불러 군수의 상태를 이야기를 하고 치료할 방법을 모색을 하였습니다.

  군수의 아들과 논의한 후 치료는커녕 이유 없이 떠나면서 군수를 욕하는 글을 남겼습니다. 이에 군수는 크게 노하여 부하에게 화타를 쫓아가 죽이라고 명하였습니다. 그러자 군수의 아들이 아버지를 말렸고 이에 화가 머리끝까지 치솟은 군수는 눈을 부릅뜨고 성을 내다가 검은 피를 여러 번 토했고 그러자 병이 나았습니다.

화타는 환자에게 분노라는 감정을 발생하게 하여 이것으로 생리적 변화를 일으킴으로 병을 치료한 셈입니다. 이는 일종의 정신요법인데 한의학에서는 이러한 원리를 감정과 오장의 관계로 설명하고 있습니다.

Chapter 5

몸속 건강에 대한 몸밖의 적색경고, 자가면역 피부 질환들

01. 아토피

02. 건선

03. 백반증

04. 경피증

05. 표피박리증

06. 원형탈모증

01
아토피

1) 아토피란?

아토피의 어원은 그리스어 'Atopos'로, 이 말은 '알 수 없는', '이상한', '기묘한'이라는 뜻을 지녔다. 미국에서 알러지 클리닉을 처음 개설한 로버트 쿠크와 면역학자 아서 코카가 1923년 공동 발표한 논문에서 음식물과 흡인성 물질에 대한 알러지 반응이 피부염이나 천식 등으로 나타나는 경향을 아토피라고 부르면서 보편적 용어로 사용되기 시작했다.

보통 알러지 반응이라 하면 피부에 드러나는 증상을 일컫기 마련인데, 굳이 아토피라는 명칭으로 따로 부르는 데에는 이유가 있다. 아토피 피부염의 경우는 특정한 항원에 의해 발현되는 병이 아니기 때문이다. 즉 원인을 정확히 규정하기 어렵기 때문에 이상한 병이라고 이름 짓게 된 것이다.

예전에는 아토피라 하면, 성인이 되면 자연스럽게 낫는 병이라고 여겼다. 실제로 어릴 때 주로 발생되는 아토피 피부염은 규정된 치료법 없이 단순히 증상을 호전시키는 임시방편으로 대처하였고 나이가 듦에 따라 자연히 치료되는 경우가 대부분이었다. 하지만 사회가 변화하면서 다양한 환경적 요인과 생활요인으로 인해 성인이 되어서도 낫지 않거나 혹은 성인기에 갑자기 발병하기도 하여 성인아토피라는 새로운 단어가 생겨나기도 하였다.

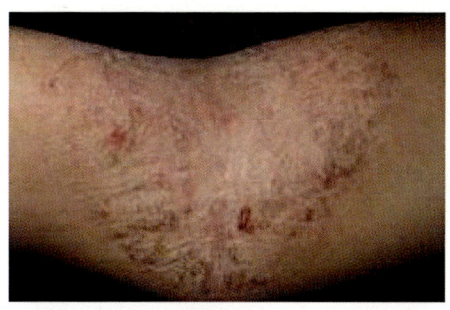

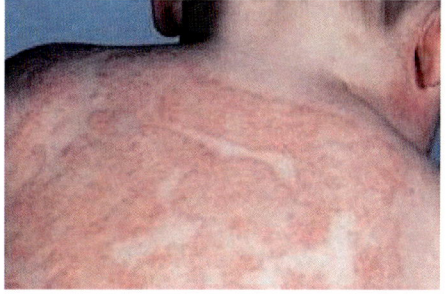

2) 아토피의 원인

아토피 피부염은 왜 생기는 것일까? 한의학적으로 아토피는 "태열(胎熱)"의 범주에 해당한다. 즉 태아기에 이미 잠재되어 있던 "열"로 인하여 발생하는 병으로, 체질이나 유전과 관계가 깊은 것이다. 이는 소아·청소년기에 아토피가 잘 생기는 이유를 대변해 준다고 볼 수 있다. 하지만 요즘은 잘못된 생활습관, 열량이 많은 음식, 환경오염에 의한 공해, 식품첨가물 사용의 증가, 카펫과 소파를 사용하는 서구식 주거생활로 인한 집먼지와 진드기의 증가 등이 원인이 되어 성인에게도 곧잘 발생한다.

그렇다면 이러한 원인들이 지닌 공통분모는 무엇일까? 그것은 바로 면역력이다. 한때는 아토피를 유전질환으로 보는 경향이 강했다. 하지만 실제로 아토피 환자를 대할 때 그 부모는 피부 질환을 앓지 않은 경향이 훨씬 많다. 물론 환아를 데려온 부모는 자기도 피부가 많이 건조하다는 얘기를 자주 하는데, 이러한 생각은 아토피가 유전 질환이라는 인식이 만연해 있어서 생긴 편견에서 비롯된 기우다.

실제로 아토피 환자의 혈청 검사에서는 특이한 면역 글로불린E가 검출되는데, 이것은 알러지와 같은 반응을 일으키는 내 몸 안의 면역 세포다. 잘 알려져 있듯이, 알러지는 외부의 조그만 자극 내지는 내 몸 안의 우리 편을 적으로 간주하여 과잉 면역 반응을 일으켜 나타나는 현상이다. 결국 아토피피부염이라는 병 또한 내 몸의 면역 기능에 혼란이 생겨 내 피부를 내가 스스로 공격하여 생기는 결과일 가능성이 높다는 말이다.

아토피 피부염의 원인을 밝혀내기 힘든 이유도 여기에 있다. 이에 내 몸이 스스로를 공격한다는 자가면역이라는 개념을 쓰게 된 것이고, 이 경우 공격 대상이 내 피부이기 때문에 치료의 대상이 모호해져 버리는 것이다.

3) 아토피의 치료

앞서 말한 상황 때문에 아토피 피부염의 확실한 치료법 또한 현재까지 존재하지 않는다. 스테로이드 연고나 면역 억제 요법을 이용, 단순히 증상의 완화를 목표로 하는 서양의학적인 치료법은 근본적인 원인을 치료하지 못하는 임시방편에 불과한 실정이다. 그렇다면 한의학적인 치료는 어떨까?

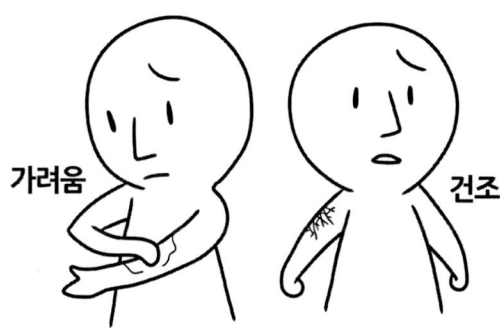

우선 아토피 피부염의 가장 큰 특징을 살펴보자. 아토피 피부염을 호소하는 대부분의 환자에게 가장 큰 불편을 주는 증상은 가려움이다. 서양의학에 따르면 인체 내 면역 반응이 활발히 일어나는 곳에는 혈관을 확장시키기 위해 히스타민이라는 물질이 분비되고 그 물질에 의해서 가려움이 생긴다고 말한다. 우리가 상처가 나고 딱지가 앉기 전에 상처부위가 가려운 것도 그래서이다.

반면 한의학적으로 보자면 특정 부위가 가려운 것은 그 부위의 기혈(氣血)이 순환되지 않기 때문이다. 실제로 아토피 피부염 환자들은 피부의 가려움과 함께 건조함을 동시에 호소하는데, 건조함이란 것도 결국 순환의 문제다. 그 부위에 적당한 수분과 영양이 공급되지 않아 순환의 문제가 생기면 그 순환을 돕기 위해 긁게 되는 것이다. 때문에 "아토피 환자는 땀을 내면 안 된다. 보습제를 최대한 많이 활용하라"는 등의 처방은 한의학적 관점에서 봤을 때에는 잘못된 지시다. 땀을 내는 것은 피부로 독소나 피지, 대사분비물을 배출시키는 것이므로 이것은 순환을 위해 아주 중요하고 필수적인 일이다. 또한 환자 중에는 아무리 보습제를 발라도 건조함은 개선되지 않은 채 가려움만 더 증가한다고 호소하는 분들이 많은데, 이 또한 보습제로 인해 피부가 숨 쉴 수 없게 막히게 되어 순환이 안 되어 나타나는 증상이다.

요컨대 아토피 피부염은 피부만 바라보며, 피부만 치료해서는 완치되기 어려운 병이다. 앞서 얘기하였듯이 아토피 피부염은 면역의 문제이며, 기혈(氣血) 순환의 문제이다. 따라서 피부의 문제가 아니라 전신의 문제라는 관점에서 아토피 피부염을 바라봐야 하며, 내 몸의 장부(臟腑)와 기혈(氣血)의 균형을 모두 바로잡는 방향으로 치료를 진행해야 한다.

면역 체계의 균형이 무너졌기 때문에 내 피부를 내 스스로 공격하게 되는 병이 아토피다. 결국 면역 체계를 다시 세팅해줘야 하는 것이다. 기혈 순환이 안 되어 피부가 건조하고 가려운 증상도 마찬가지다. 이 또한 내 몸 안과 밖의 소통이 막혀 있는 상태로 인해 나타나는 증상이므로 서로가 조화롭게 소통되도록 해주어야 하는 것이다.

4) 피부, 몸속을 비춰주는 거울

포장이 부실하면 아무래도 그 내용물도 보잘 것 없다고 생각되기 쉽다. 이와 비슷하게 피부에 이상이 있다면 분명 피부 속, 즉 몸속 또한 좋지 않다고 예상할 수 있다. 그런 점에서 피부는 몸 내부를 간접적으로 들여다볼 수 있게 해주는 거울과도 같다. 피부에 문제가 있는 사람의 몸속이 절대로 건강할 리 없다. 한의학에서 피부 질환을 치료하기에 어렵고 오래 걸리는 병으로 인식하고 있는 것도 그래서이다. 피부 자체만이 문제가 아니라 몸속을 전반적으로 건강하게 만들어줘야 비로소 피부의 질환도 사라지게 할 수 있기 때문이다.

시골에서 흙장난 하고 마음껏 뛰어놀던 지금의 부모님들의 어린 시절을 상상해보자. 아마도 그 시절에는 아토피가 없었을 것이다. 오염된 환경에 둘러싸이지도, 나쁜 식습관을 가질 일도 없었을 테니 말이다. 게다가 자연과 접하며 자연스레 강한 면역력을 길러 아토피와 피부 질환이 자리 잡을 여지를 주지 않았을 것이다.

비만, 스트레스, 천식, 알러지, 우울증 등과 마찬가지로 아토피 피부염을 선진국병이라 분류하는 것은 그래서이다. 자연과 단절된 도시 문명은 외부에서 원인을 찾을 수 없는, 이른바 '자가면역 질환'이라는 병들을 유발했다. 우리나라에서 자가면역 질환이라는 말을 사용하게 된 것도 극히 최근의 일이다. 그 원인을 알 수 없는, 내 몸을 내가 스스로 아프게 만들고 있는 병들이 만연하고 있음은 얼마나 불행한 사태인가?

그럼에도 희망은 있다. 외부 원인이 아닌 자기에게 원인이 있다면 충분히 치료 또한 자기 스스로 해낼 수 있다는 뜻이다. 그러니 이제 원인을 밖에서만 찾으며 피부에 연고를 바르고 주사를 맞는 치료에만 의존하는 시야에서 벗어나자. 내 몸이 스스로 균형을 찾을 때 자연스럽게 내 몸을 포장하고 있는 피부 또한 좋아진다는 관점에서 치료를 해나가다 보면 아토피 피부염 또한 궁극적인 완치에 도달할 수 있다.

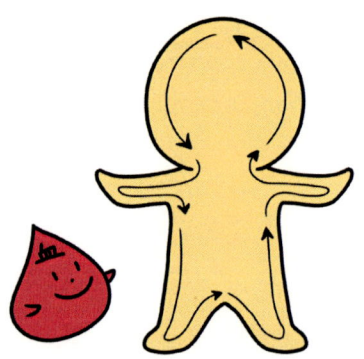

02
건선

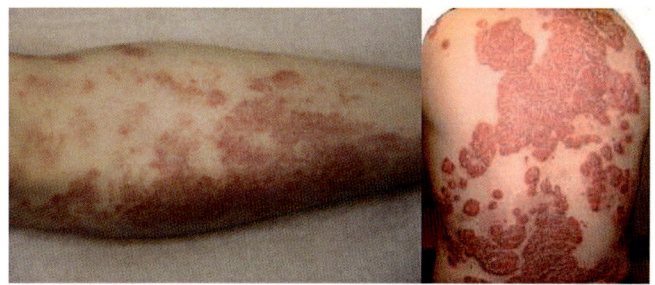

1) 건선의 특징과 원인

건선은 전신의 피부에 경계가 뚜렷하고 크기가 다양한 붉은색 구진이나 발진이 나타나는 염증성 피부 질환이다. 발생부위는 붉은색을 띄거나 흰색의 인설로 덮이게 되며 전 인구의 1~2%의 빈도로 나타나는, 생각보다 주변에 흔히 있는 병이다.

서양의학에서는 건선을 만성 염증성 피부염으로 분류하고 있다. '만성'이라는 말은 완치가 불가능하다는 뜻을 내포하며, '염증성'이라는 것은 면역 세포의 활동성이 나타난다는 뜻이다.

면역 세포의 활동성이란 것은 쉽게 말해 감기에 걸려서 몸에 열이 난다던가, 상처부위에 딱지가 생기듯이 내 몸을 지키는 방어 활동이 일어남을 뜻한다. 감기 바이러스에 대항하여 싸우고, 상처 부위가 세균에 감염되면 그 세균을 잡아먹는 것이 바로 면역 세포들인 것이다. 건선에서 주목할 점은 분명 면역 세포가 활성화 되는 것은 분명하나 그들의 적, 즉 항원이 존재하지 않는다는 점에 있다. 적군이 없는데 군사들이 우리 편을 마구 공격하는 셈인데, 그래서 건선도 자가면역 질환으로 분류되는 것이다.

건선의 원인에 대한 자세한 기전은 밝혀지지 않았다. 다만 내 몸의 면역 세포인 T헬퍼 세포가 활동성이 증가한 결과 분비되는 시토카인(화학 전달 물질)이 피부 각질 세포를 증식시키고 염증을 일으킨다고 알려져 있다.

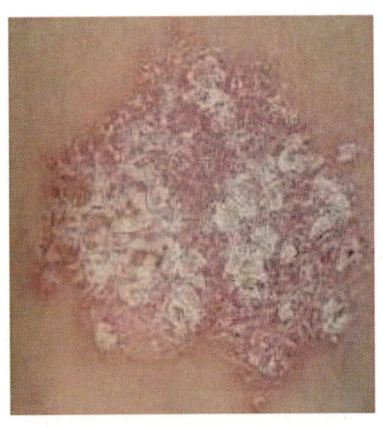

2) 건선의 원인과 치료

그렇다면 치료법은 없을까? 결론부터 얘기하자면 서양의학에서는 류마티스나 베체트의 경우처럼 완치가 불가능하다고 말한다. 원인균이 없기 때문에 치료할 대상도 찾지 못하고 있는 것이다.

일반적으로 건선 환자들은 스테로이드 연고를 많이 사용한다. 우리가 쉽게 접할 수 있는 피부연고의 상당수가 스테로이드 제제이다. 스테로이드는 염증 부위에 혈관을 축소시키고 면역 세포의 증식을 억제함으로써 염증을 억제하는 기능을 한다. 얼핏 보면 정말 좋은 것 같으나 실제로 스테로이드를 사용하다 중단한 건선 환자들은 다시 온몸에 건선이 심하게 악화되는 경험을 겪기 마련이다. 게다가 지속되는 약물 사용으로 인해 면역력이 떨어져서 감기와 같은 감염성 질환에 자주 걸리게 되고 건선 치료 기간도 더욱 늘어나게 된다.

3) 한의학에서 보는 건선의 원인과 치료

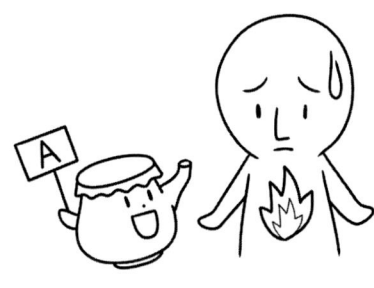

그렇다면 한방에서는 건선을 어떻게 바라볼까? '건선(乾癬)'이라는 이름에서 알 수 있듯이 건선이란 건조하여 생기는 병이다. 한의학에서는 인체를 한/열, 즉 뜨거움과 차가움으로 구분하는데, 건조함은 열에 속하고, 때문에 건선은 인체에 열이 많거나 열의 분포가 고르지 않아서 발생하는 병으로 간주된다.

열의 조절이 잘 되지 않는 이유는 체질이나 생활습관, 식생활, 스트레스 등에 있다. 실제로 DITI라는 체온진단기를 이용한 촬영에서 건선 환자의 환부는 열이 집중되어 더 붉게 나타나는 경우가 많다. 또한 튀김이나 삼겹살 같은 열이 많은 음식을 먹고 나면 증상이 더 악화되며 스트레스나 과로, 수면부족에 의해서도 악화된다.

이에 한방에서는 열(火)을 바로 잡고 면역 체계를 정상화하는 방향으로 치료를 시행한다. 서양의학에서 건선은 완치할 수 없는 병이지만 한의학에서 건선은 완치가 될 뿐더러 그 원인이 되는 기전과 치료법에 대해 명확한 인식을 갖고 있다. 즉 내가 죽여야 할 나쁜 적군이 있는 것이 아니라 내 몸의 균형을 바로잡지 못해 나타나는 병인만큼 내 몸을 바로 잡아주어야 한다는 인식이다. 구태여 환자 몸에 현미경을 들이댈 필요가 없는 것이다.

스테로이드 제제를 사용한 치료를 계속하게 되면 나타나는 부작용 또한 한의학에서는 명백히 그 원인을 짚어낼 수 있다. 스테로이드는 인체의 열을 꺼뜨려 주는 제제가 아니다. 건선 치료를 위해서는 열이 밖으로 자연스럽게 빠져나가거나 몸 안에서 활발히 순환될 수 있게끔 해줘야 하는데, 스테로이드는 그 부위에 열을 꾹꾹 눌러놓는 것과 다름없다. 마치 부뚜막 안 잿더미 속의 불씨처럼 열을 그대로 남겨두는 셈이다. 그 불씨가 쌓이고 쌓이다가 스테로이드를 중단하는 순간 열이 확 올라오고 마는 것이다.

바쁜 생활과 그 속에서 받는 수많은 스트레스, 튀김과 인스턴트 음식으로 점철된 식생활, 새벽이 되어서야 잠자리에 드는 수면습관, 이 모든 것들이 열(火)을 일으키는 원인들이다. 시어머니와 심한 고부갈등을 받던 며느리가 어느 날 갑자기 건선이 생겼다. 한방에서는 당연히 이해가 가는 상황이다. '화병'이라고들 하지 않던가. 얼마나 몸에 열이 쌓였을지는 불 보듯 뻔하다. 피자와 햄버거를 좋아하는 초등학생에게 건선이 생기는 것도 당연한 일이다. 이런 점에서 보면 건선은 자기 스스로 만든 병일 수도 있다. 음식 조절만 잘하고 생활습관만 바뀌어도 분명 건선은 호전될 수 있다.

다시 말하지만, 한방으로 건선은 틀림없이 완치될 수 있다. 한방에서는 피부에 연고를 바르는 등의 국소적 치료에 머물지 않는다. 그 사람의 몸 전체의 균형을 맞추어주는 치료를 하기에 신체의 가장 기본적인 활동인 먹고, 자고, 배설하는 3요소를 개선하기 위해 힘쓴다. 그래서 치료 과정에서 몸 전체가 좋아지고 생활의 질이 높아지는 느낌을 먼저 경험하게 되며, 이후 자연스럽게 건선의 완치에 이른다. 그러기 위해서는 생활습관의 개선과 함께, 전문가로부터 자신의 몸 상태에 맞게 처방받은 한약으로 한열의 불균형을 최우선적으로 개선할 필요가 있다. 여기에 면역 체계를 재설정하고 오랜 기간 양약으로 인해 저하된 면역력을 높이기 위한 봉침/약침요법을 더한다면 건선을 분명 치료될 수 있다.

03
백반증

1) 마이클 잭슨의 피부는 왜 흰색이었을까?

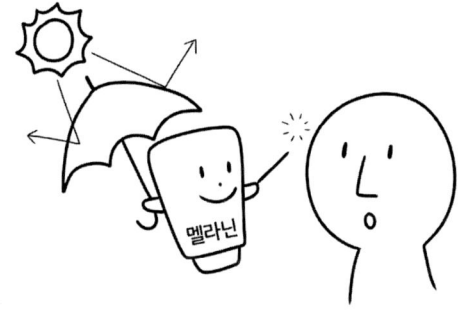

사람은 피부색에 따라 백인, 황인, 흑인으로 구분된다. 무엇 때문에 이처럼 피부색에 차이가 나는 것일까? 피부에 있는 멜라닌 세포라는 색소 세포 때문이다. 물론 전적으로 멜라닌 세포만이 피부색을 결정하는 것은 아니지만 어쨌든 가장 중요한 요소가 멜라닌 색소의 총량이다. 쉽게 얘기해서 흑인은 백인보다 피부에 멜라닌 색소의 총량이 현저히 많고, 그래서 검은 피부색을 가지는 것이다. 우리의 머리카락이 검은 것 또한, 모근에 멜라닌 세포가 존재하고 멜라닌 색소를 만들어내기 때문이다.

그렇다면 멜라닌 색소는 어떤 역할을 할까? 방금 언급했듯이 무엇보다 인간의 피부색을 결정한다. 이처럼 한 사람이 기본적으로 어떤 인종인지를 결정하는 것뿐만 아니라 피부의 국소적인 부위의 색깔도 결정한다. 기미나 주근깨가 있을 경우 그 부위가 검게 변하는 것도 그래서이다. 기미, 주근깨 등도 멜라닌 색소의 합성이 증가하여 발생하는 피부 반점인 것이다.

다음으로 멜라닌 색소는 햇빛이나 자외선으로부터 피부를 보호하는 기능을 한다. 흔히 멜라닌 색소의 양이 적으면 하얀 피부를 가져 더 좋을 것이라 생각하기 쉽다. 하지만 멜라닌 색소의 양이 적으면 자외선의 해로운 작용에 의해 피부노화, 주름살, 화상, 피부암에 걸리기 쉽다. 흑인임에도 흰 피부를 가지고 있었던 마이클 잭슨을 생각해보자. 백반증 환자였던 그는 멜라닌 색소의 양이 줄어들어 피부가 점점 흰색으로 변해가는 과정을 겪었다. 얼핏 보기엔 좋아 보일지 모르나 그는 한여름에도 긴팔을 입고 비서가 항상 양상을 씌워주어 다니는 등 햇빛으로부터 피부를 보호하기 위해 무단히 노력하며 살아야만 했다.

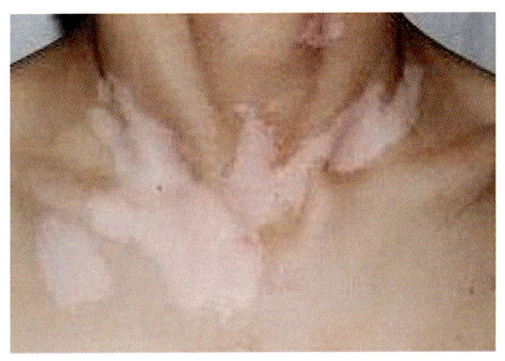

2) 백반증의 원인과 치료

 마이클 잭슨처럼 피부의 멜라닌 색소가 부족하여 흰색으로 변하는 병을 백반증이라고 한다. 태어날 때부터 피부 색소가 적거나 존재하지 않는 선천성 피부병을 백색증이라 부르는 것에 반에 후천적으로 흰색 반점이 생기는 경우를 백반증이라 한다.
 백반증의 발생 원인에 대해서는 다양한 견해들이 있으나 아직까지 명확한 결론은 내려지지 않았다. 가장 유력한 가설은 면역 체계의 이상으로 우리 몸이 스스로 멜라닌 세포를 파괴한다는 자가면역설이다. 내 몸의 방어 체계인 면역계가 멜라닌 세포를 적으로 간주하여 파괴하거나 죽임으로써 백반증이 발생한다는 것이다. 이렇게 판단하는 이유는 백반증 환자의 대부분에게서 항 멜라닌 세포 항체가 검출되기 때문이다. 게다가 에디슨병, 원형탈모증, 천식, 아토피,

루푸스, 류마티스 관절염 등의 면역이상증과 밀접한 관계 속에서 발병하는 경우가 많기 때문이기도 하다.

앞서 다룬 피부 질환들처럼 그 원인과 치료 대상을 명확히 할 수 없기 때문에 백반증에 대한 서양의학의 치료법은 매우 제한적이다. 서양의학의 치료 방법은 크게 세 가지로 분류된다.

첫 번째 치료법으로는 10세 이하의 어린이나 증상 부위가 좁을 시 사용하는 스테로이드 연고 및 주사 치료법이 있다. 두 번째 치료법은 광화학 치료다. 소라렌 연고를 질환 부위에 바르거나 복용한 후 UVB를 쬐어서 자외선에 대한 피부의 반응을 증가시킴으로써 백반 부위를 줄이는 것이다. 세 번째는 정상 부위의 피부를 백반 부위의 피부에 이식하여 멜라닌 세포를 이식하는 수술 치료법이다.

이 중 광화학 치료법은 간단해 보이지만 치료를 시작할 수 있는 선행조건이 까다롭다. 증세가 팔이나 다리 사지에 발생하였거나 유전적인 경향이 있는 경우, 백반 발생 기간이 오래되거나 진행 중인 경우, 대부분의 전신성 백반과 백반 부위가 쭉 이어져 생긴 비분절형 백반증의 경우, 그리고 백모증과 점막 관련 백반증의 경우는 광화학 치료로도 효과가 없거나 오히려 악화될 수 있기 때문이다. 또한 발생 부위에 따라 광화학 치료 효과에는 큰 차이가 있으며, 치료 경과 시간이 아주 길며 완벽한 효과는 10%미만, 효과가 없거나 악화되는 경우는 30%에 이르고 있다. 무엇보다 치료 효과가 있더라도 미용 상 정상적인 피부와 차이가 많이 나, 환자의 만족도가 낮다.

한편 수술 치료법의 경우에는 수술 흔적이 나타나기 마련이다. 수술한 부위의 피부색이 정상 피부색보다 짙거나 옅어지며 자갈이 깔려있는 것처럼 피부가 울퉁불퉁해질 수 있다. 또한 세균에 감염되거나 피부괴사가 나타나기도 한다.

그렇다면 백반증에 안전하고 효과적인 치료법은 없는 것일까? 백반증은 과연 단순한 피부 질환인가? 그래서 단순히 피부에 연고를 바르거나 증상 부위에 화학적 빛을 쬐이거나 수술을 하면 낫는 것일까? 이를 위해 우선은 백반증을 새로운 관점에서 이해해 볼 필요가 있다.

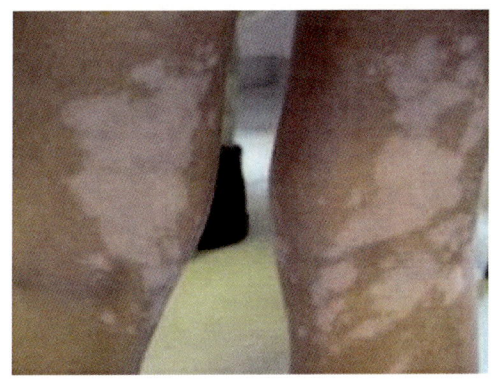

3) 백반증에 대한 한의학적 이해

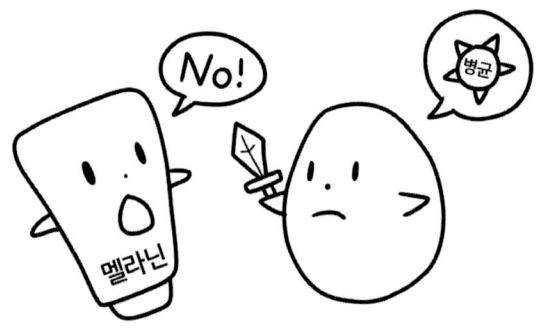

백반증 또한 자기편을 적으로 인식하고 스스로를 공격하는 자기면역 질환의 일환이라면 오히려 내과·내분비 영역에 속하는 것이 맞을 것이다. 그렇다면 내 몸의 면역 체계를 바로 잡아주어 다시 정상적인 기능을 할 수 있도록 하는 것이 백반증 치료의 가장 적절한 접근 방식이 될 것이다. 인체의 장부와 피부, 뼈, 골수, 근육들은 하나의 연결선 상에서 서로 복잡하게 이어져 있다. 즉 그 원인이 스트레스이든, 외부의 자극이든, 식습관 문제이든, 그 무엇인가가 내 몸의 균형을 무너뜨리면서 질병이 발생시키는 것이다.

한의학에서는 백반증을 피부 질환에 국한시켜 이해하지 않는다. 이 때문에 백반증에 대한 한방 치료가 무엇인가라는 질문에 대한 답도 다양할 수밖에 없다. 백반증이 나타난 상황이 백이면 백 모두 다르며, 각 환자의 몸의 균형이 무너진 상황도 모두 다르기 때문이다. 즉 백반증 환자 백 명이 온다면 그 치료법도 백 가지가 된다는 말이다. 그래서 한방치료를 하다 보면, 환자는 백반증 그 자체보다는 몸의 전반적인 상태가 좋아지는 것을 먼저 느끼게 된다. 환자의 컨디션과 평소 다른 불편한 사항이 모두 호전된 이후에야 자연스레 백반증도 호전되는 것이다.

요컨대 가장 중요한 점은 내 몸이 스스로 병을 치료하게 해주어야 한다는 것이다. 인위적인 방법 혹은 임시방편인 치료로는 절대로 완치에 이를 수 없음을 알아야 한다. 국소적인 치료를 받은 백반증 환자의 거의 대부분이 증상의 재발을 겪으며 완치되어 만족하는 경우는 거의 없다는 사실을 이를 입증한다. "비타민 B가 좋다더라.", "비타민 C가 좋다더라.", "누가 무엇을 먹어보니 좋다더라." 등, 이러한 말에 현혹되어 닥치는 대로 약물이나 식품을 섭취하는 것처럼 위험한 일도 없다. 이미 말했듯이 사람마다 몸의 균형이 다르고 상황이 다르므로 전문가를 통해 반드시 그에 맞는 알맞은 처방과 치료를 받아야 하기 때문이다. 거듭 강조하지만, 내 몸을 전반적으로 다스리는 치료가 아닌 이상 백반증의 완치는 기대하기 어렵다는 것을 기억하자.

04
경피증

1) 경피증의 특징 및 원인과 치료

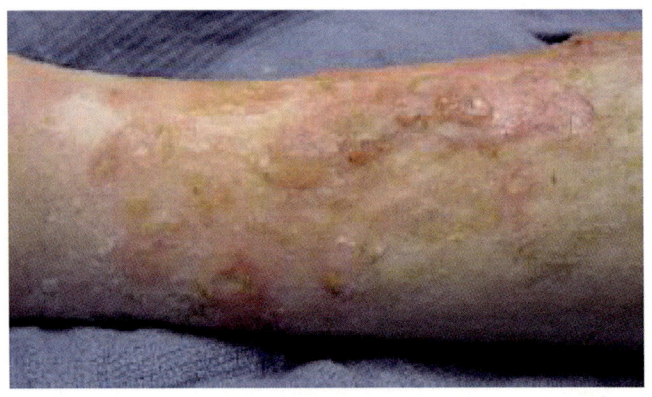

 흔히 경피증으로 불리는 전신성 경화증은 다기관 질환으로, 작은 혈관의 기능적, 구조적 이상, 피부와 내부 장기의 섬유화, 면역 체계의 활성화, 그리고 자가면역성을 특징으로 한다. 신체 일부에 국한된 국소성 경피증은 전신성 경화증과는 구분되는 다른 질환이며 피부에 국한된 섬유화가 일어나고 반상 경피증(morphea scleroderma)과 선형 경피증(linear scleroderma)으로 구분된다.

이러한 국소성 경피증이 전신성 경화증으로 진행되는 경우는 매우 드물다.

경피증의 발병은 작은 혈관의 이상, 섬유화, 자가면역과 함께 면역체계의 활성화 등으로 설명될 수 있다. 물론 경피증 또한 정확한 발병 원인은 아직 알려져 있지 않으며, 유전적 배경을 가진 중년 여성이 외부의 사건이나 자극에 반응하여 발병하는 것으로 여겨지고 있다.

경피증은 만성 다기관 질환으로 초기 증상은 대개 비특이적이며 레이노 현상(Raynaud's phenomenon;: 추위나 스트레스에 의해 손가락이나 발가락, 코, 귀 등의 말초혈관이 수축을 일으키거나 혈액순환 장애를 일으키는 것), 피로, 활력 감소, 그리고 근골격계 증상들이 대체로 나타난다. 이와 같은 증상들은 다른 증상들이 나타나기 전까지 수주일 내지 수개월 동안 지속될 수 있다. 이후 첫 번째로 나타나는 특이적 증상은 손에 나타나는 붓기와 피부가 두꺼워지는 것이며 그 후의 임상 경과는 매우 다양하다.

경피증은 임상적으로 제한 피부형과 전신 피부형으로 분류된다. 제한 피부형의 경우, 레이노 현상이 나타난 후 다른 증상이 나타나기 전까지 수년의 간격이 있지만, 전신 피부형은 그 간격이 짧은 편이다.

현재로서는 그 원인이 되는 콜라겐과 세포외 기질들의 과다 생성을 완전히 억제시킬 수 있는 방법이 없기 때문에 경피증이 완치되기란 어렵다고 알려져 있다. 그래서 서양의학에서는 스테로이드 제제를 사용하여 염증을 일시적으로나마 완화시키고 내부 장기로의 침범을 예방하는 것을 현실적인 치료 목표로 두고 있다.

경피증에 걸릴 경우, 먼저 몸을 항상 따뜻하게 함으로써 팔, 손, 다리, 발에 가는 혈관을 확장시켜 원활한 혈액 공급이 이루어지도록 하고 추운 날씨에는 피부가 노출되는 것을 피해 혈관이 수축되는 것을 막는 게 일반적인 주의사항이다.

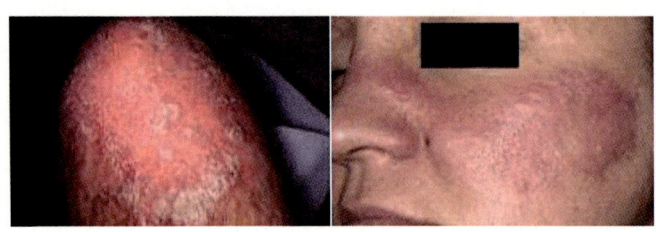

2) 경피증에 대한 한의학적 접근

한의학적 관점에서 볼 때 피부가 경화되었다는 것은 염증 반응이 빈번히 이루어지면서 조직이 죽어 탄력성을 잃고, 미세혈관들은 수축되어 더 이상 해당 부위에 혈류 공급을 해주지 못하는 '寒(차가운 상태, 수축상태)'에 해당한다. 이런 관점을 치료에 적용해보자면 혈류량을 증가시키고 혈류 흐름을 원활하게 하여 증상 부위의 수축되어 있는 혈관들이 살아나게 함으로써, 경화된 피부조직의 노폐물을 제거하고 딱딱했던 피부를 재생할 수 있게 된다. 즉 치료가 가능하다는 말이다.

경피증과 같은 만성 소모성 질환의 치료에 있어서는 의사와 환자의 관계도 매우 중요하다. 환자는 물론 환자 가족들에 대한 전신성 경화증 교육이 필요하며, 이는 심리적인 안정을 찾는 데 도움이 된다. 레이노 현상을 조절하기 위해서는 따뜻하게 옷, 장갑과 양말을 착용하는 것을 비롯해 흡연을 중단하고 외부 스트레스 요인을 제거하는 것이 중요하다. 특히 따뜻한 날씨에 시원한 방에 있는 것은 레이노 현상이 있는 환자에게 문제가 될 수 있음에 유의해야 한다.

말단 경화가 일어난 경우에는 피부 관리가 매우 중요하다. 피부 건조를 예방하기 위해서는 세척용 비누를 자주 사용하지 않도록 하고 연고와 목욕 기름을 정기적으로 사용한다. 또한 규칙적인 운동을 통해 사지의 유연함을 유지하는 것도 중요하다.

경피증 또한 자가면역 질환으로서, 결국은 표면적인 치료보다는 몸의 음양과 각 장부들의 한열의 균형을 맞추어서 몸의 면역력을 높이는 것을 목표로 하는 근본적인 치료를 추구해야 한다. 한약 처방은 물론 침이나 뜸으로써 몸의 기혈 순환이 잘 되도록 돕는 것도 그러한 근본적인 치료에 다가갈 수 있는 좋은 방법이다.

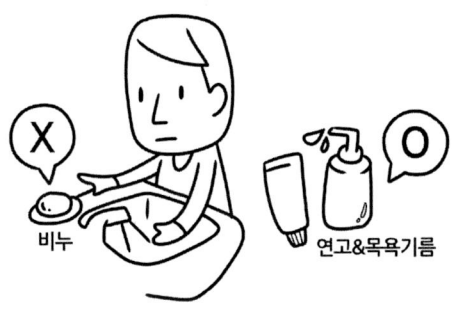

05
표피박리증

1) 표피박리증의 특성 및 원인과 종류

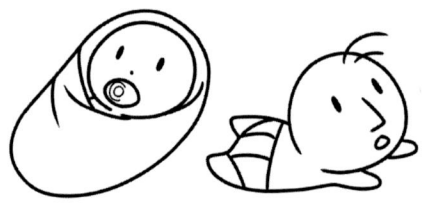

주로 출생 시나 영아기부터 발생한다.

표피박리증은 사소한 외상에도 피부와 점막에 쉽사리 수포가 형성되는 유전성 질환이다. 우리나라에서 집계된 환자 통계는 없지만 미국의 경우 대략 25,000명에서 50,000명이 이 병을 가지고 있는 것으로 알려진 비교적 드문 질환이다. 이 병의 발생 원인은 피부를 구성하고 있는 여러 가지 단백질을 생산하는 유전자 이상으로 알려져 있다. 유전자 이상으로 인해 정상적인 피부 단백질을 만들지 못하게 됨으로써 쉽게 수포가 생기게 되는 것이다. 환자 대부분은 출생 시나 영아기부터 증상이 시작되기 때문에 환자의 건강 상태를 최대한 양호하게 유지시켜야 한다.

구체적인 증상은 이상이 생긴 유전자와 단백질의 종류에 따라 다양하게 나타난다. 그래도 크게 보면 수포가 형성되는 전자현미경학적 위치에 따라 크게 세 그룹으로 분류할 수 있는데, 수포가 표피 내에 형성되는 단순성 표피박리증, 투명판에 수포가 형성되는 경계성 표피박리증, 기저판 바로 아래에 수포가 형성되는 이영양성 표피박리증으로 분류할 수 있다.

① 단순성 표피박리증

단순성 표피박리증은 우성유전을 하며 세부적으로는 웨버-코케인형, 쾌브너형, 다우링-미에라형, 세 가지 종류가 있다.

웨버-코케인형은 쉽게 손발에 물집이 생기는 청소년기에 처음 발견되는 경우가 많다. 그런 이유로 손발을 많이 쓰는 작업이나 운동, 군대생활은 하기 힘들지만 보통 일상생활은 큰 불편 없이 할 수 있기 때문에 표피박리증 중 가장 강도가 약한 증상이라 할 수 있다.

쾌브너형은 출생 시나 유아기부터 전신에 수포가 발생하지만 반흔을 남기지 않고 점막 침범이 없기 때문에 이 또한 비교적 경미한 표피박리증이라 할 수 있다.

다우링-미에라형은 출생 시부터 비교적 심한 수포가 전신에 발생한다. 점막에도 병변이 발생하고 손발바닥이 점차 두꺼워지며 반흔도 생길 수 있기 때문에 비교적 중한 질환이긴 하지만 생명에는 지장이 없다.

각 유형에 따른 예후를 살펴보면 웨버-코케인형이나 쿼브너형은 비교적 증상이 약하기 때문에 일상생활에 불편이 있더라도 건강에 큰 지장 없이 정상적인 삶을 영위할 수 있다. 그러나 다우링-미에라형은 심한 수포가 생기기 때문에 고통을 받게 된다. 그럼에도 후유증이 비교적 적고 나이가 듦에 따라 증상이 좋아지는 경우가 많기 때문에 이 또한 크게 걱정할 유형은 아니다.

② 경계성 표피박리증

경계성 수포성 표피박리증은 열성유전을 하며 허릿츠형과 GABEB형의 두 종류가 있다. 허릿츠형은 출생 시부터 심한 수포가 발생하고 점막 침범이 매우 심하여 대부분의 환자가 유아기 때 사망하게 된다. GABEB형은 유아기 때 사망하지는 않지만 전신에 매우 심한 반흔과 탈모증을 동반하는 중증의 질환이다.

③ 이영양성 표피박리증

이영양성 표피박리증은 우성형과 열성형의 두 종류가 있다. 두 종류 모두 출생 시부터 심한 수포가 발생하고, 반흔, 점막 침범을 보이는데, 열성형이 우성형보다 증상이 심하다. 이 경우 손가락 및 발가락의 융합이 나타나고 식도협착을 보이기도 한다. 드물긴 하지만 지속적인 상처로 인하여 심지어 피부암이 발생하는 등 불구에 이르기도 한다. 하지만 적절한 의학적 치료와 가족의 도움을 받으면 생존율을 높이고 삶의 질을 향상시킬 수 있다.

3) 표피박리증에 대한 양방 치료와 한방 치료

　표피박리증을 치료하기 위해 일반적으로 서양의학에서는 스테로이드 제제를 사용한다. 스테로이드 제제는 가려움증을 진정시키고 염증을 가라앉히지만 지속적으로 장기간 사용할 경우 재발이나 반동 현상(스테로이드를 갑자기 끊으면 증상이 심해지는 현상)에 대한 리스크가 축적되는 문제를 안고 있다.

　이에 반해 한방치료는 보다 근본적으로 접근, 우리 몸의 음양과 장부 각각의 한열의 균형을 맞추어서 우리 몸 스스로가 병을 치유할 수 있도록 면역력을 강화하는 것을 목표로 한다. 즉 몸 스스로 병을 치유하도록 하는 것이다. 또한 더 빠른 치료를 위해 침과 뜸을 곁들이는 것도 필수적이다.

　면연력의 약화는 곧 자가면역 질환의 위험에 노출되는 것이기에 스트레스 등의 정서관리, 가려움 관리, 올바른 피부 관리를 통해 병을 미리 예방하는 습관을 기르는 것도 중요하다. 치료를 위한 생활 습관으로는 인스턴트나 기름진 음식, 과식, 폭식을 삼가고 권장 음식을 먹는 것이 좋다. 또한 실내외 온도차, 습도, 환기, 의복 관리를 통해 환경적인 요인들은 미리 예방하는 것도 필요하다.

06
원형탈모증

1) 원형탈모증의 원인 및 특징과 치료

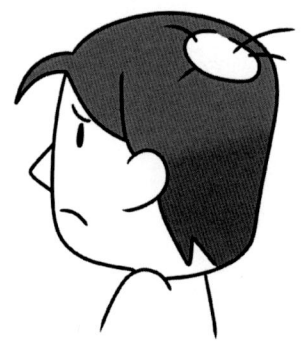

 원형탈모증은 피부과를 방문하는 환자의 약 2%를 차지할 정도로 흔한 질환이며 일반적으로 원형의 모양으로 모발이 갑자기 빠지는 증상을 보인다. 심한 경우 두피의 모발 전체가 빠지기도 하고 두피뿐 아니라 눈썹, 속눈썹, 음모, 체모가 빠질 수도 있다.
 원형탈모증 또한 원인이 분명하지 않은 일종의 자가면역 질환으로 이해되고 있다. 다시 말해 혈액 속의 T임파구가 자신의 털을 자신의 몸의 일부로 인식하지 못하고 공격함으로 인해 모발이 탈락되는 것

으로 본다. 때문에 원형 탈모증 환자에게는 다른 자가면역 질환이 발생될 가능성도 높다.

원형탈모증이 시작되면, 자각 증상 없이 다양한 크기의 원형 또는 타원형의 탈모반(모발이 소실되어 점처럼 보이는 증상)이 발생하는 게 특징이다. 주로 머리에 발생하며 드물게는 수염, 눈썹 및 속눈썹에도 생길 수 있고 증상 부위가 확대되면서 큰 탈모반이 형성되기도 한다. 탈모의 정도에 따라서 머리카락 전체가 빠지면 온머리 탈모증(전두 탈모증), 전신의 털이 빠지면 전신 탈모증이라 구분된다. 확대되는 탈모반의 경계에 있는 가장자리의 털은 쉽게 빠질 수 있고 남아 있는 모발이 느낌표 모양으로 나타나는 경우가 있어서 이를 통해 병변의 경계를 추측할 수 있다. 간혹 환자의 10~20%의 경우 손발톱에 작은 함몰이 생기는 등의 이상이 나타나기도 한다.

원형탈모증을 치료하기 위해 서양의학에서는 주로 국소 스테로이드를 탈모 부위에 직접 주사한다. 그밖에 국소 스테로이드제나 미녹시딜 같은 바르는 약도 흔히 사용되고 있다. 하지만 스테로이드제는 열감, 소양감, 진물, 피부위축증 등 각종 부작용을 유발시킬 수 있다. 일반적으로 국소 치료는 병의 경과에는 영향을 주지 못하며, 국소 치료 도중에도 질환은 점차 더 번질 수 있다.

2) 한의학의 원형탈모증 치료

그렇다면 한의학에서는 원형탈모증에 어떻게 접근할까? 탈모증 환자의 공통된 증세로는 머리 부위에 뜨끈뜨끈한 열감을 많이 느낀다는 것이다. 물론 보통 사람들도 스트레스를 많이 받거나, 걱정이 많으면 얼굴이나 머리 부위에 열감을 느끼지만 그건 일시적인 현상일 뿐이다. 그러한 현상이 장기간에 걸쳐 계속 될 때 한의학은 탈모증을 의심하게 된다.

그래서 한의학적 치료는 기름진 옥토에 풀과 나무가 잘 자라게 하듯, 우리 몸이 열을 받지 않고 물과 영양분을 충분히 공급받도록 하는 데 주안점을 둔다. 여기서 우리 몸에 공급하는 물과 영양분이란 바로 피, 즉 혈액이다. 그래서 두피 혈액순환을 촉진시키고자 한약을 사용한다. 한약은 두피에 몰리는 열을 분산시켜주고, 스트레스로 인해 막힌 기운을 소통시켜주며, 모근의 재생능력을 북돋아 음양의 균형을 맞추어 줌으로써 호르몬의 흐름을 정상화시켜 준다. 이때에도 몸의 기혈 순환을 도울 수 있는 침, 뜸을 사용한다면 좀 더 효과를 볼 수 있다. 물론이지만 한방치료는 개인의 체질별, 증상별 특징에 맞추어 서로 다른 맞춤 처방을 하게 되며, 거기에 마음을 가라앉히고 마음을 다스리는 법(명상음악 감상, 단전호흡, 복식호흡, 기도 등)을 배우고 실천하도록 권고한다.

요컨대 원형탈모증도 결국 자가면역 질환이므로 근본적인 치료를 위해서는 우리 몸의 음양과 한열의 균형을 맞추어 줌으로써 환자 스스로 병을 이겨낼 수 있는 힘을 키워야 함을 명심하자.

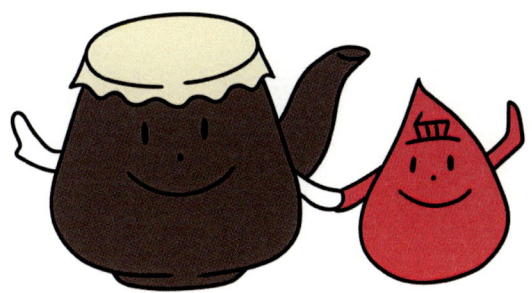

| 쉬어가는 페이지 |

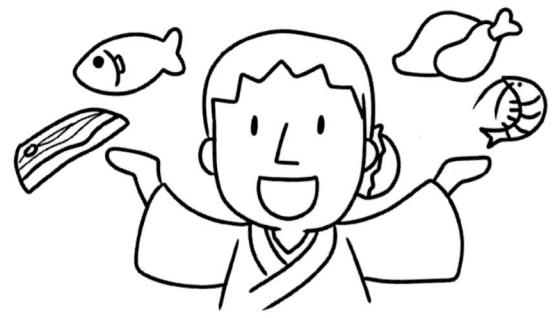

[음식금기(禁忌)란?]

어떤 약물을 복용하는 동안 어떤 음식물을 가려서 먹어야 하고 삼가 해야 함을 의미한다. 고인들은 복약식기(服藥食忌) 또는 식기(食忌)라고 말했으며 속어(俗語)로 기구(忌口)라고 칭했다. 기구(忌口)의 현대적 해석은 복약기간 동안 식기(食忌)해야 됨도 기구(忌口)라고 말하지만 범위를 좀 더 넓혀서 어떤 병에는 어떤 음식을 삼가 해야 됨도 기구(忌口)라고 말한다.

지금부터 2000여 년 전 진한(秦漢) 시대의 저서 『오십이병방(五十二病方)』에 보면 "치치옹무식체육(治痔癰毋食彘肉), 선어(鮮魚)."라고 기록되어 있다. 이는 "치질과 악성 종기와 독창과 악창 등을 치료 할 때 돼지고기와 생선을 먹어서는 안 된다."는 뜻이다.

지금부터 1800여 년 전 한(漢) 나라 때의 의성(醫聖) 장중경(張仲景 : 서기 150년 - 서기 219년)의 저서 『금궤요약(金櫃要略)』에 보면 "소식지미(所食之味), 유여병상의(有與病相宜), 유여신위해(有與身爲害), 약득의직익체(若得宜則益體), 해직성질(害則成疾), 이차치위례개난료(以此致危例皆難療),"라고 기록되어 있다. 이는 "음식의 종류에 따라서 어떤 음식은 병에 이롭고 어떤 음식은 해롭다. 몸에 해로운 음식은 질병을 유발시키고 몸에 이로운 음식은 몸을 튼튼하게 해준다. 음식을 조심하지 않아서 음식물로부터 얻은 병들은 치료하기 어렵다."는 뜻이다.

이처럼 음식을 가려서 먹어야 한다는 원칙은 한의학 이론과 밀접한 관계를 갖고 있다. 예를 들면 다음과 같다.

"고인들은 닭고기가 팔괘(八卦) 중 손(巽)에 속한다는 점을 잘 알고 있었다. 오행(五行)으로 말하면 닭고기는 "목(木)"에 속하기 때문에 우리가 닭고기를 먹으면 간(肝)으로 들어가 화(火)를 조성하여 풍(風)을 일으킨다. 그러므로 풍병(風病)이나 간(肝)에 질병이 있는 사람들은 닭고기를 삼가해야 된다. 그래서 사람들은 옛 습관을 따라 오늘에 이르고 있다."

서양 사람들에게 이런 말을 하면 코웃음을 친다. 왜냐하면 과학적으로 증명할 만한 뒷받침이 충분하지 못하기 때문이다. 하지만 이는 선입관에 불과하다. 고인들은 약을 복용하는 동안에 날 것(생것)과 찬 음식과 기름 끼 있는 음식, 그리고 비리고 퀴퀴한 자극을 주는 음식물을 삼가해야 된다는 것도 잘 알고 있었다. 한의학 이론에 보면 한성(寒性) 환자들은 날 것과 찬 것을 기식해야 되고 열성 환자들은 매운 음식을 삼가해야 된다고 하는데, 이는 과학적인 근거와도 부합된다.

간양상항(肝陽上亢)이 있는 환자들은 맵고 열이 있는 음식을 삼가해야 된다. 창양(瘡瘍)과 피부병이 있는 환자들은 생선과 새우와 게 등 비리고 노린내 나는 음식물을 삼가해야 된다. 또 소화불량이 있는 환자들은 기름에 튀긴 음식물을 삼가해야 되며, 비계와 같이 기름끼가 너무 많아서 느끼한 음식은 피하는 것이 좋다. 이것은 모두 수천 년 동안 수많은 사람들의 산 경험을 통해서 총결된 결론임으로 결코 무시해서는 안 된다.

실제로 광의(廣義)의 기구(忌口)는 병에 걸렸을 때 또는 약을 복용할 때만 필요한 것이 아니고 평상시 음식양생에도 필요한 것이다. 청(淸) 나라 때 조정동(曹庭棟)의 저서『노노항언(老老恒言)』제일권(卷)의 제일장(章)「음식편(飮食篇)」에 보면 다음과 같이 기록되어 있다.

"물극기이식(勿極飢而食), 식불과포(食不過飽); 물극갈이음(勿極渴而飮), 음불과다(飮不過多). 단사복불공허(但使腹不空虛), 직충화지기륜협기수(則沖和之氣淪浹肌髓). 포박자왈(抱朴子曰), 식욕수이소(食慾數而少), 불욕돈이다(不慾頓而多). 득차의야(得此意也). 범식총이소위유익(凡食總以少爲有益), 비이마운(脾易磨運), 내화정액(乃化精液). 부직극보지물(否則極補之物), 다식반지수상(多食反至受傷)), 고왈소

식이안비야(故曰少食以安脾也)."

이는 "배가 너무 고플 때 조심해서 먹어야 하고 배불리 먹지 마라. 너무나 갈증이 심할 때도 조심해서 물을 마셔야 하고 너무 많이 마시지 마라. 뱃속이 텅 비어있지 않을 때 부드럽고 온화한 기(氣)가 살과 뼛속에 좋은 영향을 미친다."는 뜻이다.

갈홍(葛洪)의 『포박자(抱朴子)』에는 다음과 같이 기술되어 있다.

"식욕은 적어야 좋고 갑자기 음식탐을 많이 내면 안 된다. 마땅히 이 말의 뜻을 이해해야 된다. 일반적으로 적게 먹는 것이 몸에 유익하며 비장이 섭취한 음식물을 운화시켜 정액을 만들기 쉽다. 아무리 좋은 보약일지라도 많이 복용하면 반대로 질병을 발생시킬 수 있다. 고로 소식(少食)은 비장을 편안하게 해주고 튼튼하게 해주는 열쇠이다."

이 또한 음식 양생(養生)에 유익한 충언(忠言)이다.

Chapter 6

여러 가지 자가면역 질환

01. 루프스

02. 강직성 척추염

03. 크론병

04. 궤양성 대장염

05. 쇼그렌 증후군

06. 섬유근통

07. 자가면역성 혈소판 감소증

01
루프스

1) 자가면역 질환의 종합선물세트

루프스의 정식 명칭은 전신성 홍반성 낭창(Systemic Lupus Erythematosus; SLE)이다. 줄여서 주로 '루프스(Lupus)'라고 부른다. 얼굴에 나타나는 홍반의 모양이 마치 늑대에 물린 것과 비슷하다 하여, '늑대'라는 뜻의 라틴어인 '루프스(Lupus)'에서 유래된 명칭이다.

루프스는 역 체계의 이상으로 인해 내 몸의 항체가 자가 항원과 결합하여 면역 복합체를 형성하거나 내 몸의 세포에 있는 핵을 공격하면서 조직에 염증을 일으키는 질환이다. 특히 신체의 특정 부위에 국한되지 않고 전신에 걸쳐서 증상이 발생할 수 있기 때문에 상상할 수 없을 만큼 다양한 증세를 보여주게 된다. 루프스를 '천의 얼굴을 가진 병'이라고 표현하는 것은 그래서이다. 1900년대 초 면역학자 에를리히가 '존재할 수도 없고 존재해서도 안 되는 공포'라고 루프스를 표현했을 정도이니, 가히 자가면역 질환의 종합선물세트라고 해도 과언이 아니다.

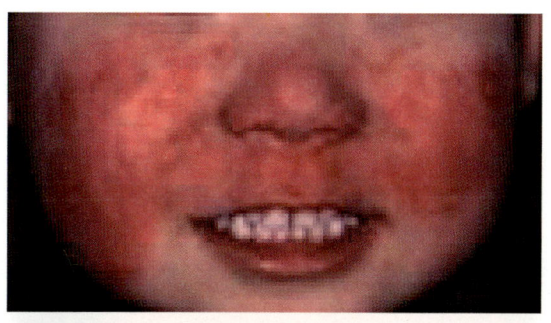
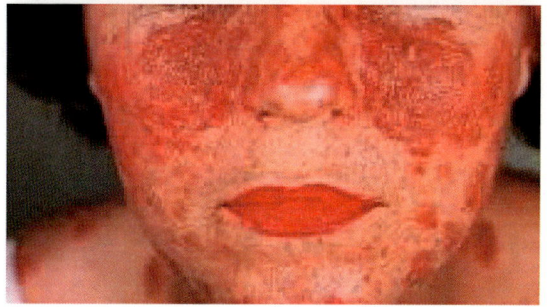

△ 루프스 환자의 모습들

2) 루프스의 종류와 증상

 루프스는 크게 네 가지 종류로 나뉜다. 전신성 루프스, 원판상 루프스, 약제 유발형 루프스, 신생아 루프스가 그것이다.
 우선 루프스라고 일반적으로 표현을 하면 전체 루프스 환자의 70%를 차지하는 전신성 루프스를 가리킨다. 전신성 루프스는 말 그대로 피부와 신경 조직, 관절뿐만 아니라 폐, 신장, 소화기, 혈액까지

거의 모든 조직에 침범이 가능하다. 따라서 증상도 머리끝에서 발끝까지 신체의 모든 부위에 발생 가능하며, 1만 명의 루프스 환자가 있다면 똑같은 증상을 가진 사람이 한 명도 없을 수 있을 정도라 해도 과언이 아니다.

다음으로 원판상 루프스는 증상이 피부에만 국한되어서 나타나는 루프스를 가리킨다. 얼굴이나 목, 두피 등의 상체 쪽에 나타나는 홍반으로 알 수 있으며 조직 검사를 통해서 확진할 수 있다. 다행히 원판상 루프스는 내장 기관을 침범하지는 않는다. 하지만 원판상 루프스 환자의 15% 정도는 전신성 루프스로 발전할 수 있으며, 이 경우 전신의 모든 조직에 침범이 가능하고 증상 또한 다양하게 나타나게 된다.

약제 유발형 루프스는 말 그대로 약물을 복용함으로 인해서 루프스가 발생되는 경우다. 따라서 대부분의 경우는 원인 약물의 복용을 중지하면 증상이 사라진다. 루프스를 발생시키는 것으로 밝혀진 약물로는 하이드랄라진, 메틸도파(항고혈압제), 프로케인아미드(항부정맥제) 및 일부 피임약과 항 경련제 등이 있다. 물론 이 약물을 복용하는 모든 환자 군에서 루프스가 발병하는 것은 아니고 일부 환자에서만 유발된다. 하지만 어떤 환자들이 어떤 약제를 복용함으로 인해서 루프스가 발병하게 될지는 알 수가 없다.

신생아 루프스는 전신성 루프스를 앓고 있는 산모에게서 출산된 신생아에게서 드물게 발병되며, 주로 피부와 심장 등에서 이상이 발견된다.

루프스라고 하면 기본적으로 전신성 루프스를 가리키게 되는데, 전신성 루프스의 증상은 말 그대로 전신의 모든 곳에서 발생이 가능하다. 주로 나타날 수 있는 증상을 부위별로 정리하면 다음과 같다.

✅ 전신 증상
- 발열, 피로, 체중 감소

✅ 소화기 증상
- 식욕부진, 소화 장애, 구역, 설사, 복통

✅ 근골격계 증상
- 관절염을 동반한 관절통, 관절 변형, 근육통

✅ 피부 증상
- 뺨의 발진, 구강궤양, 탈모, 피부염, 발진과 물집

✅ 심폐 증상
- 흉통, 호흡곤란, 흉막염, 심내막염, 심근염, 협심증, 부정맥

✅ 신경 증상
- 일시적인 발작, 불안, 흥분상태. 인지장애, 기억상실

✅ 신장
- 단백뇨, 신증후군, 신부전

✅ 혈액
- 용혈성 빈혈, 백혈구 감소증, 혈소판 감소증, 비장종대

3) 감기야? 루프스야? - 초기 진단의 어려움

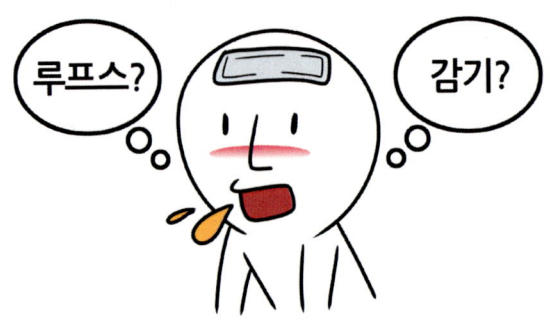

증상이 다양한 만큼 진단 또한 어려운 것이 바로 루프스의 특성이다. 실제로 발병 초기에는 루프스인지 알 수 있는 특징적인 증상이 거의 없는 경우가 대부분이다. 대체로 루프스 환자들은 발병 초기에 발열과 두통 등의 전신 증상이나 식욕 감퇴 등의 소화기 증상이 발생하는 경우가 많은데, 이러한 가벼운 증상 때문에 흔히 감기나 소화기 장애 정도로 오진되는 경우가 많다. 증상이 다소 진행되어 피부 증상이나 흉막염, 신부전 증세가 나타난다고 해도, 처음에는 일반 내과를 찾았다가 환자 스스로도 그냥 왜 자꾸 아픈 곳이 생길까 하며, 피부과, 정형외과, 소화기 내과 등등을 전전하기 일쑤다. 따라서 발병 초기에 루프스로 진단받는 경우는 드물며 일반적으로 1년에서 3~4년까지 증세가 진행된 이후에야 루프스로 진단을 받는 경우가 많다.

이처럼 루프스는 의사들조차도 진단해내기 어려운 질환이기 때문에 환자 스스로 평소 자신의 몸을 세심하게 관찰하고 신체 전반에 걸쳐 이상 증세가 다발적으로 나타나게 되면 루프스를 의심해볼 필요가 있다.

이와 관련, 미국 류마티즘 협회에서는 루프스의 진단 기준이 될 수 있는 11가지 증상에 대해서 제시하고 있다. 기본적으로 다음의 증상 중에서 네 가지 이상의 증상이 동시에 발견되면 루프스라고 진단할 수 있다.

- ✅ 1개월 이상 지속되는 뺨 부위의 홍반
- ✅ 주변에 각화된 인설이 부착된 원판상 발진
- ✅ 햇빛을 쐬면 발진이 발생하는 광과민성
- ✅ 코 점막이나 구강 점막에 발생하는 무통성 궤양
- ✅ 두 군데 이상의 관절에 3개월 이상 지속되는 관절염
- ✅ 심전도나 마찰음에 의해 입증된 흉막염이나 심막염
- ✅ 소변에서 과다하게 배출되는 단백뇨
- ✅ 원인 규명을 할 수 없는 간질 발작, 혹은 정신병
- ✅ 뚜렷한 이유 없는 백혈구 감소증 혹은 혈소판 감소증
- ✅ 매독 검사에서 위 양성(매독 증세는 없는데 양성 반응이 나타나는 경우) 혹은 항 Sm항체 양성, 혹은 항 인지질항체 양성 반응이 나타나는 경우
- ✅ 항 핵항체 검사 시 양성 반응이 나타나는 경우

물론 위의 증상이 있다고 해서 곧바로 루프스라고 속단해서는 안 된다. 하지만 네 가지 이상의 증상이 나타나게 되는 경우에는 병원을 찾아서 검사를 해보는 게 좋다.

4) 서양의학의 루프스 치료

대부분의 면역 질환들에 대해 그렇듯, 루프스를 치료할 수 있는 방법은 아직까지 없는 상태다. 충분한 휴식을 취하며 스트레스를 피하고 양질의 영양 섭취를 하면서 적절한 운동을 해 주는 등 그야말로 교과서적인 건강관리가 중요할 따름이다. 여기에 적절한 약물을 복용하게 되면 아주 건강한 몸 상태를 유지할 수는 없다 하더라도, 다행히 10년간 생존할 확률이 90%에 이를 정도로 매우 높은 편이다.

그러나 이른바 적절한 약물이라는 것이 주로 스테로이드와 스테로이드성, 혹은 비스테로이드성 소염제, 그리고 면역 억제제 등인데, 이러한 제제들의 부작용은 이미 널리 알려져 있다. 특히 스테로이드 제제를 사용하면 얼굴이 보름달처럼 변하는 증상을 비롯하여 피부와 혈관이 약해지면서 쉽게 멍이 들고 출혈의 위험이 높아진다. 또 면역력 약화로 인한 감염, 고혈압, 당뇨병을 촉발할 수 있으며, 부종, 골다공증, 골 괴사성 질환, 백내장, 녹내장, 소화 장애, 위장관 출혈 등 심각하고도 다양한 부작용을 발생시키게 된다.

또한 면역 억제제의 경우도, 내 몸의 세포를 공격하는 면역 세포와 염증 반응이 나타나는 세포의 기능을 조절하거나 억제하면서 병의 진행을 막는 효과는 기대할 수 있지만, 동시에 면역력이 과도하게 약화될 수 있어 빈혈이나 백혈구 감소, 설사, 구토, 탈모, 폐렴, 폐 섬유증, 폐출혈 등을 비롯하여 탈모나 백혈병, 불임에 이르기까지 다양한 부작용이 나타날 가능성이 있다.

이 때문에 10년 생존율이 90%에 이른다고 하더라도 다양한 부작용 탓에 정상 생활을 영위하는 것이 거의 불가능하기에 삶의 질이 극도로 저하될 수밖에 없고, 루프스로 인한 고통은 줄어든다고 하더라도 약물 부작용에 의한 비가역적인 신체 손상을 피할 수 없다.

의사나 환자 또한 이러한 부작용을 알고 있다. 그럼에도 그 같은 약물들을 사용하는 이유는 그 약물들 이외에는 비정상적 면역 활동을 억제하고 염증을 제거할 방법이 없는 것으로 생각하기 때문이다. 이 같은 사실에서 우리는 현대의학이 기본적으로 가시적으로 발생한 증상의 해결에 초점을 맞추고 있음을 알 수 있다. 세균이나 바이러스가 발견되면 이를 제거하고, 염증이 있으면 염증을 소실시키고, 종양이 생성되면 수술을 통해 종양을 제거하는 것만이 현대의학의 유일한 치료법인 셈이다.

면역 질환을 바라보는 관점도 이와 다르지 않다. 루프스는 내 면역계가 내 몸의 세포를 공격하면서 염증을 발생시키는 질환이기 때문에 면역력을 억제하는 것을 치료의 기본으로 삼게 된다. 실상은 면역력 자체가 문제가 아니라 일부의 면역력이 과도하게 작용하거나 비정상 활동을 하는 게 핵심적인 원인임에도 말이다.

따라서 루프스를 치료하려면 면역력을 억제시키는 것이 아니라 일부 면역계가 어떤 이유로 인해 비정상적으로 과도한 활동을 하게 되었는지, 신체의 문제점을 파악하고 체내에 발생한 불균형을 해소함으로써 근본적으로 면역력을 회복시켜야 한다. 그것이야말로 건강과 삶의 질을 높이고 약물로 인한 부작용 없이 치료에 이르는 길이다. 이런 면에서 몸의 면역 기능 자체를 회복시켜 몸 스스로 몸을 치유할 수 있도록 하는 한의학적 관점은 현대의학에 시사해주는 바가 크다.

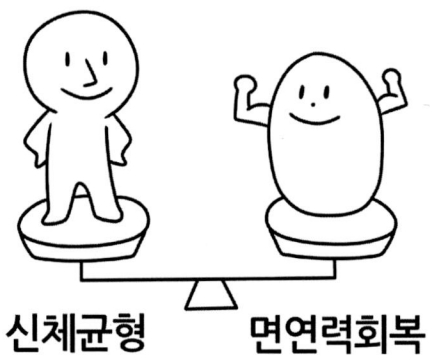

신체균형   면역력회복

02
강직성 척추염

1) 지극히 '현대적인' 병, 요통

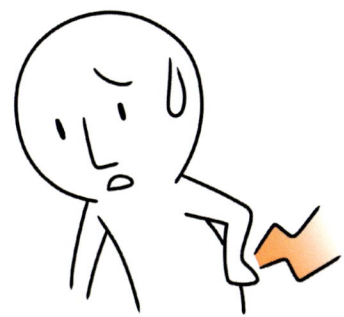

요통은 현대인들이 가장 많이 경험하는 근골격계 질환 중 하나다. 예전에 비해서 의자에 앉아서 생활하는 시간이 늘고 운동량이 줄어들면서 허리의 근력이 떨어진 게 주된 원인이라고 할 수가 있겠고, 혹은 비만으로 인해 복부에 하중과 압력이 높아지면서 척추 질환과 통증이 생기는 경우도 많다.

이처럼 많은 경우 요통은 허리 근육의 경결이나 유착, 근력 저하로 인해서 발생하기도 하지만, 온 몸의 체중을 지탱하며 가장 많은 하중을 받는 위치에 있는 척추의 구조적인 결함으로 발생하는 요통들도 있다.

이러한 요통 중 대표적인 것으로 광범위한 의미의 디스크 증세가 있다. 디스크는 척추 사이에서 관절의 움직임을 가능하게 해 주는 추간판이 섬유테를 뚫고 나오면서 신경을 압박하여 발생하는 질환을 통칭한다. 이러한 압박으로 인해 허리 주변만 통증을 느끼게 되는 경우도 있지만 다리까지 저리는 방산통을 겪는 경우도 있다.

나이가 드신 분들의 경우에는 척추관 협착증이 많이 발생한다. 척추관 협착증이란 신경근관 혹은 추간공이 좁아지면서 신경과 혈관을 압박하여 발생하는 퇴행성 질환이다.

그 이외에도 척추 측만증이나, 전만증, 후만증, 척추 전방 전위증, 척추 분리증 등은 모두 척추의 다양한 구조적 결함으로 인해서 발생하는 요통이다.

이러한 질환들은 모두 이른바 정형외과 질환으로, 한두 군데의 척추 관절에서 발생하고 다른 관절로 진행되지는 않으며 상황에 따라 보존 치료와 침 치료, 물리치료, 수술로 호전이 가능하다.

2) 요통 아닌 요통, 강직성 척추염

방금 살펴본 요통과는 달리 조금 특이한 증상을 보이는 질환이 있다. 처음에는 요통과 비슷한 양상으로 허리와 엉치뼈 주위에서 통증이 발생하지만 일반적인 요통 치료로는 전혀 호전되지 않고 점차 진행되어 굳어지는 척추 질환인데, 바로 강직성 척추염이다. 강직성 척추염이란 말 그대로 척추에 염증이 발생하여 점점 굳어지는 질환을 말한다.

강직성 척추염은 면역 체계의 이상으로 인해 처음에는 천장 관절 부위에 염증을 만들고 주변의 인대와 근육을 파괴함으로써 척추 뼈와 인대를 굳게 한다. 주로 16~40세 사이의 남성에게서 많이 나타나며, 16세 이전에 나타나는 것을 연소형 강직성 척추염, 16세 이후에 나타나는 것을 성인형 강직성 척추염이라고 구분하여 부르기도 한다. 일반적으로는 성인형 강직성 척추염에 비해 연소형 강직성 척추염의 예후가 더 좋지 않다.

처음에는 엉덩이나 꼬리뼈 부위의 통증이 지속되는 증상으로 시작이 되는데, 통증이 점차 허리 쪽으로 올라오면서 아침에 일어나면 뻣뻣한 느낌을 받는다. 스트레칭을 하거나 움직이면 통증과 강직감이 다소 해소되었다가도 오래 앉아 있으면 다시 통증이 생기고, 다음 날 아침에 일어날 때면 다시금 강직감이 느껴지는 증상이 반복된다.

생활에 바쁜 현대인들은 요통이나 관절통이 느껴도 대개는 병원을 찾지 않고 일정기간 방치하는 경우가 많다. 하지만 강직성 척추염의 경우 그처럼 방치하게 되면 척추 사이의 인대들이 점차 굳어지면서 허리와 목을 돌릴 수 없게 될 뿐만 아니라 나중에는 등 전체가 새우처럼 굽어져서 고개를 들어 전면이나 위쪽을 바라볼 수조차 없게 된다. 면역 질환이자 진행성 염증 질환이기 때문에 심지어 턱관절까지 침범하는 사례가 적지 않고 무릎이나 발목, 심지어는 장기까지 손상을 입게 되어 다양한 증상을 초래하게 된다.

3) 일반 요통 vs 강직성 척추염

그렇다면 강직성 척추염 증상은 일반 요통과 어떻게 구별될 수 있을까? 강직성 척추염의 요통 증상은 일반적인 요통 증상과는 다소 차이가 있다.

일반적인 요통의 경우는 아침에 일어나면 편하고, 움직임이 많아지면 통증이 발생하는데 반하여, 강직성 척추염은 아침에 일어날 때 강직감과 통증이 심하고, 오히려 운동과 움직임이 많아지면 통증이 경감된다. 또 요추 질환으로 인한 요통의 경우에는 하지로 방산되는 통증의 발생이 있지만 강직성 척추염은 하지 방산통은 없다. 마지막으로 일반적인 요추 질환은 급성적으로 통증이 심하게 나타나는 양상을 보이지만, 강직성 척추염의 경우에는 은은한 통증이 오래도록 지속되는 경우가 많다. 이 차이점을 잘 기억해 두어 차후 허리에 통증이 발생하면 증상을 잘 관찰해 볼 필요가 있다.

일단 강직성 척추염 증상이 발생하면 운동은 필수다. 고정된 자세를 오래 취하거나 움직이지 않게 되면 통증이 악화되고 강직감이 심해지기 때문에 틈나는 대로 스트레칭을 하여 목과 어깨, 허리와 고

관절을 꾸준히 움직여 주는 것이 필요하다. 특히 아침에는 충분한 시간 동안 몸 전체의 관절을 꼼꼼히 풀어주는 스트레칭을 해주는 게 좋다. 정기적으로 걷기나 조깅, 수영 등의 운동을 하는 것도 많은 도움이 된다. 다만 이미 강직이 진행된 환자의 경우에는 과격한 운동을 할 경우 골절 위험이 있으므로 주의해야 한다.

4) 조기 발견과 관리의 중요성

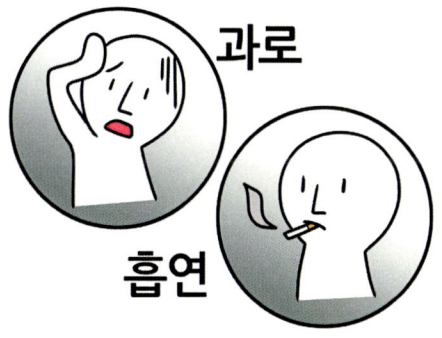

강직성 척추염의 원인은 아직 정확히 밝혀져 있지 않다. 다만 강직성 척추염 환자들의 90% 이상에서 HLA-B27이라는 유전자가 양성으로 나타나기 때문에 HLA-B27유전자와 연관성이 매우 높다고 알려져 있다. 특히 가족력이 있으면서 HLA-B27이 양성인 경우에는 발병 빈도가 매우 높다. 그러나 건강한 사람의 5%에서도 HLA-B27이 발견되기 때문에 유전적 요인이 결정적인 원인이라고 할 수 없으며, 스트레스, 과로, 흡연 등도 발병에 관여하는 것으로 생각되고 있다.

강직성 척추염을 진단할 때에는 주로 방사선 검사를 통해 척추의 염증과 구조를 관찰하고 혈액 검사를 통해서는 HLA-B27 유전자가 양성으로 나타나는지를 확인하게 된다. 병원에 가지 않더라도 개인적으로 간단하게 해 볼 수 있는 검사법도 있는데, 쇼버 검사(Schober's test)가 바로 그것이다. 쇼버 검사를 하기 위해서는 우선 환자를 똑바로 세우고 제 5 요추 극돌기 부위의 피부에 표시를 한 후 그 상부 10cm부위에 다른 표시를 한다. 그 후 무릎을 편 상태에서 가능한 많이 환자의 몸을 전방으로 구부리게 하여 두 점 사이의 거리를 측정한다. 이 때 두 점 사이의 거리가 15cm가 되지 않으면 요추 사이의 운동이 제한된 것으로 볼 수 있다.

강직성 척추염은 일단 진행이 되면 척추가 굳어지는 무서운 병이지만 적절한 기본적인 관리만 이루어지면 그 정도까지 진행되는 경우는 많지 않고 예후도 상당히 좋은 편이다. 물론 좋은 예후를 얻기 위해서는 조기 발견이 중요하다. 다만 치료 중에도 천장관절의 통증과 불편함을 만성적으로 느끼게 되는데, 침 치료나 약침 치료, 물리치료 등으로 충분히 호전이 가능하다. 그런 만큼, 다소 시간이 걸리더라도 치료와 운동을 통해서 꾸준하게 관리하는 노력이 필요하다.

03 크론병

1) 스타가 된 질병

언젠가 한 인기 TV프로그램에 유명 가수 윤종신 씨가 출연해 자신이 크론병을 앓고 있다고 고백해 화제가 된 적이 있다. 그는 지난 2006년 크론병을 진단받고 이듬해인 2007년 1월, 소장을 60cm 잘라내는 대수술을 받았다고 밝혔다.

윤종신 씨는 방송을 통해 "이 병은 생활에 딱히 지장을 주진 않지만 평생 조심해야 되는 병"이라고 설명하면서, "관리만 잘하면 평균 수명으로 살 수 있다. 4~5년 째 재발도 안하고 있다."며 긍정적인 태도를 보여주었다. 나아가 그는 "과거 방송에서 치질 이야기를 한 적이 있는데, 그때는 병명을 밝힐 수 없으니 치질이라고 얘기한 것."이라며 "치질 또한 크론병이 가지고 있는 질환 중 하나"라는 설명을 덧붙였다.

윤종신 씨의 고백으로 인해 크론병은 한 때 인터넷 검색어 상위권을 점령하며 일약 스타덤(?)에 오르기도 했다. 아마 그 방송이 나가지 않았다면 아직까지도 크론병은 사람들에게 널리 알려지지 않았을 것이다.

2) 크론병의 특징

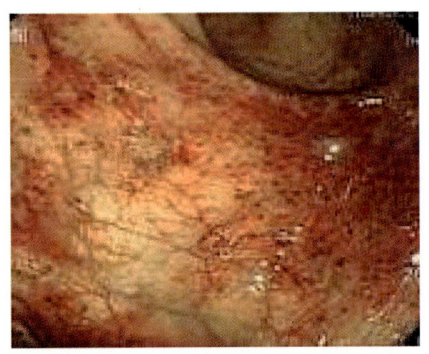

그렇다면 윤종신 씨가 앓고 있다는 크론병은 어떤 질환일까? 크론병은 미국의 의사 크론(Chron)이 학계에 처음 보고하면서 크론병, 혹은 크론 씨 병이라고 이름이 붙여졌다. 크론병은 소화기 전반에 걸쳐서 염증이 발생하는 만성 염증성 장 질환이다. 자가면역계의 이상으로 인해 소화기를 공격하는 크론병은 구강에서부터 항문까지 부위를 가리지 않고 발병하며, 점막을 포함한 장의 모든 층을 침범할 수 있다. 하지만 질병이 분포하는 위치는 연속적으로 모든 부위에 동시에 나타나지는 않고 드문드문 발생하는 경우가 많다. 질병이 발생하는 부위는 대장과 소장이 연결되는 부위인 회맹부에 발병하는 경우가 40~60%로 가장 흔하며, 다음으로 소장에서 30%, 대장에서 10~25% 정도 발병하는 것으로 조사되고 있다.

크론병은 유병률이나 임상 양상이 지역이나 민족에 따라 매우 다르다. 서구에서는 흔한 질병이지만 우리나라에서는 발생이 매우 드문 것으로 알려져 왔다. 물론 한의학 문헌에서 나오는 설사나 이질, 그 이외의 소화와 관련된 질환들 중 크론병에 해당되는 질환이 있을 것으로 추측되지만 공식적으로 우리나라에서 크론병이 처음 발견된 시기는 1960년대인 것으로 보고되고 있다. 이후 1986년부터 1990년도까지의 통계에서도 평균 발생률은 인구 10만 명당 0.5명에 그쳐 미미한 수준의 유병률을 보였다. 하지만 2001년부터 2005년까지는 인구 10만 명당 1.34명으로 유병률이 빠르게 증가하고 있는 추세를 보였는데, 이는 무엇보다 진단 기술의 발달로 인해서 이전에는 크론병으로 진단되지 않던 질환들이 정확히 확인되면서 늘어난 수치라고도 볼 수 있고, 서구화된 식습관으로 인해 염증성 장 질환 발생이 증가하고 있는 것으로도 판단할 수도 있다.

소화기 계통에 주로 증상이 나타나긴 하지만 크론병은 어디까지나 면역계의 이상 활동으로 인해 자가 항체가 만들어지는 자가면역 질환으로써, 특별히 도시에서의 발생률이 높은 것으로 조사되었다. 때문에 단순히 식습관의 변화뿐만 아니라 도시화에 의한 스트레스, 과로, 인스턴트 식품, 흡연 등의 다양한 원인들이 복합되어져 발생되는 것으로 여겨지고 다.

크론병은 대부분의 연령층에서 발견되지만 주로 10~30대에서 많이 나타나고, 남성의 발병률이 여성에 비해서 2배 정도 높은 것으로 조사되어 있다. 설사와 복통, 식욕 감퇴, 소화불량이 주된 증상이며, 대부분의 경우 증상의 악화와 호전이 반복된다. 때로는 상당히 오랜 기간 동안 증상이 나타나지 않는 경우도 있고 초기 증상은 서서히 진행되면서 반복적으로 나타나는 경우가 많아 다른 소화기 질환과 구별되지 않기에 조기 진단에 어려움을 겪게 된다.

또한 면역 질환답게 크론병은 소화기 염증 이외에도 다양한 합병증을 동반하기도 하는데, 관절염, 포도막염, 피부 증상, 섬유화가 일어나 담관벽이 두꺼워지면서 담관이 좁아지거나 협착이 생기는 경화성 담관염, 그리고 신장 결석이 발생하는 경우도 있다. 우리나라 환자 군의 30~50% 정도에서는 항문 주위의 질환, 치핵이나 치루를 동반하게 된다.

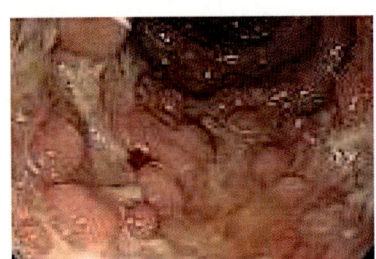 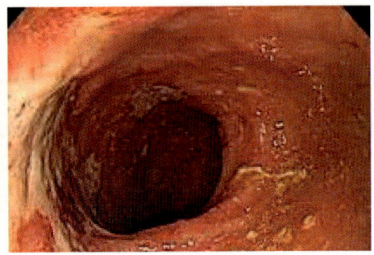

3) 크론병의 치료

현대의학의 기본적인 치료는 역시 항 염증제와 설파제, 스테로이드제, 면역 억제제 등이 사용되며 기본적인 증상을 억제시키는 효과는 매우 뛰어나지만 근본적으로는 치료가 되지 않아 복용을 중지하면 증상이 다시 나타나 복용 기간이 길어진다. 이러한 장기 복용으로 인해 면역력 감소, 혈구 수치 감소, 골다공증, 소화 장애, 구토와 메스꺼움 등의 부작용을 수반하기 때문에 치료에 한계가 있다.

물론 윤종신 씨의 경우처럼 병변 부위를 잘라내는 수술 요법을 시도하는 경우도 있다. 장관의 협착이나 누공이 발생할 정도로 심한 경우가 이에 해당되는데, 전체 환자의 10~25% 정도에서 이러한 수술이 시행되고 있다. 하지만 병변 부위를 잘라내면 장의 통로가 좁아지면서 반복적인 수술이 시행되는 경우가 많고, 수술이 반복되면 소장의 길이가 짧아지면서 영양 장애의 우려도 높아지게 된다. 뿐만 아니라 수술하지 않은 부위에서 크론병이 재발하는 경우도 많기 때문에 수술 요법으로 크론병 치료를 시도하는 것은 극히 일부의 경우로 제한된다.

크론병은 장기간 증상이 발생하지 않는 관해 상태로 유지되는 비율이 비교적 높은 질환이기 때문에 평소의 생활습관과 식습관이 매우 중요하다. 무엇보다 영양 결핍의 우려가 있으므로 영양소를 골고루 섭취하는 게 기본이다. 특히 잦은 설사로 인한 탈수증이 발생하지 않도록 수분 섭취를 충분히 하는 것이 좋고, 칼슘이나 철분, 비타민 등이 부족해지지 않도록 필요하다면 종합 비타민제나, 영양제를 정기적으로 복용하는 것도 도움이 된다.

  음주와 흡연은 크론병의 발생을 증가시키기 때문에 완전히 제한해야 한다. 음식 섭취에 있어서도 지방이 많이 포함된 육류나 유제품은 소화가 잘 되지 않으므로 자제하는 것이 바람직하다. 일반인의 경우라면 과일과 섬유질이 풍부한 음식이 권장되지만, 크론병 환자의 경우는 그런 음식을 피하는 게 좋다. 증상이 심해지지는 않지만 배변활동을 촉진하여 설사가 심해질 수 있기 때문이다.

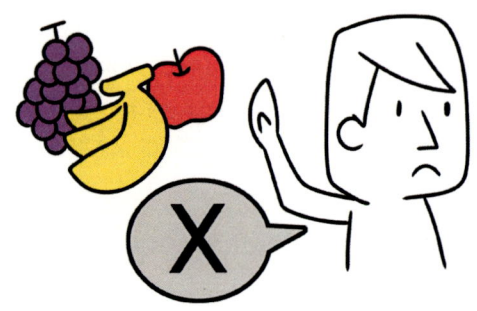

04
궤양성 대장염

1) 궤양성 대장염의 특징

궤양성 대장염은 그 이름에서 알 수 있듯이 대장 점막에 염증과 궤양을 일으키는 만성 대장 염증성 질환이다. 궤양성 대장염은 과거에는 북미와 유럽 지역 위주로 환자들이 발생했으나 최근에는 우리나라에서도 환자가 증가하는 추세다. 최근에는 인구 10만 명당 8~9명꼴로 발생한다고 하니 이제는 결코 드문 질환은 아니다.

체내 면역 시스템의 이상으로 인해 발생된 자가 항체가 대장의 점막을 공격하면서 염증과 궤양을 발생시키는 궤양성 대장염은 주로 2~30대의 젊은 층에서 자주 발생하고 남성과 여성의 발병 비율이 3:4 정도로 여성이 약간 높다.

병변 부위는 주로 하부 직장에서 발생하여 대장 전체로 침범되는 경과를 거치게 된다. 크론병에서 염증의 발생이 연속적이지 않게 나타나는 데 비해서, 궤양성 대장염의 경우에는 염증이 연속적으로 발생하며 초기에는 쌀알크기의 미세한 과립상을 띠지만 점차 커지면 대장 자체의 점막 굴곡이 사라지면서 뻣뻣한 연통구조로 변하게 된다.

설사와 복통, 장출혈이 주로 나타나는 증상이고 발열이나 식욕부진, 체중감소 등의 증상도 흔하게 나타난다. 발병 초기에는 그저 무른 변이나 피가 섞여 나오는 정도이지만 증상이 진행되면 설사를 하루에 10회 이상 하는 경우도 있고 증상이 더욱 심해지면 스스로 배변을 조절할 수 없어서 자신도 모르게 배변을 하게 될 수도 있다.

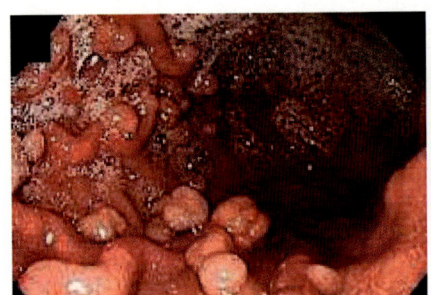 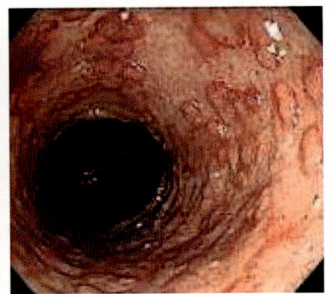

2) 궤양성 대장염의 원인

궤양성 대장염은 자가면역 질환인데, 자가면역 반응으로 인하여 궤양성 대장염이 발병되는 원인은 크게 세 가지로 나누어 볼 수 있다. 첫 번째로는 유전적 소인이다. 특히 서구에서는 궤양성 대장염을 가진 환자의 가족 중 또 다른 궤양성 대장염 환자가 있을 가능성이 15~20% 정도로 꽤 높은 편이다. 서구에 비해 우리나라에서는 다소 낮게 나타나지만 궤양성 대장염의 발병에 가족력이 존재한다는 것은 무시할 수 없는 발병 요인으로 지목되고 있다.

두 번째는 스트레스다. 스트레스가 수많은 질병의 발생과 경과에 영향을 미친다는 것은 널리 알려진 사실이다. 특히 심각한 충격이나 스트레스 이후 궤양성 대장염이 발생한 사례들이 많은 것을 보면 스트레스야 또한 궤양성 대장염에 상당한 영향을 미친다고 볼 수 있다.

마지막으로 생활습관과 식습관이다. 과거에는 서구에서나 흔했던 질병이 최근 들어 발병률이 급격하게 높아진 것으로 볼 때 서구화가 궤양성 대장염과 밀접한 관계가 있음을 유추할 수 있다. 서구화로 인해 도시화된 생활습관에서 오는 스트레스와 함께 채식이 줄어들고 기름진 음식과 인스턴트 음식 등을 자주 섭취하는 게 주된 원인으로 지목받고 있는 것이다.

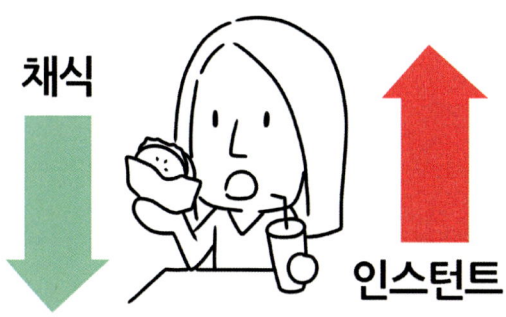

3) 크론병 vs 궤양성 대장염

궤양성 대장염은 장기간의 관해와 재발을 반복하는 염증성 장 질환이고, 주 증상이 소화불량, 식욕부진, 복통, 설사, 혈변 등이기 때문에 초기 진단이 쉽지도 않거니와 크론병과 증상이 유사해서 감별 진단 또한 요구된다. 크론병과 궤양성 대장염 환자들은 공통적으로 복통, 설사, 체액 불균형 및 체중 감소를 보인다. 심한 설사나 구토로 대사성 신독증이 발생하기도 하며 심한 악화기 후에 완화기가 찾아오고 병이 심할 때는 열이 나는 것도 비슷하다. 외관상으로는 제법 건강한 모습부터 쇠약, 출혈, 창백함 등 다양한 상태를 보여주며 보통 꾸준하고 점진적인 체중 감소를 보인다.

그럼에도 두 병은 분명 다르다. 두 질환의 차이점을 살펴보면, 크론병은 소화기 전반에 걸쳐서 증상이 발생할 수 있는 데에 비해, 궤양성 대장염은 증상의 발생이 대장에 국한된다. 또 크론병은 소화기의 점막과 점막하 이외의 모든 층을 침범하면서 육아종과 같은 궤양 덩어리를 형성하는 데 비해서, 궤양성 대장염은 점막과 점막하만을 침범하여 연속적인 염증과 궤양을 발생시킨다는 특징을 지닌다. 이러한 크론병과 궤양성 대장염의 차이점은 다음과 같이 정리해 볼 수 있다.

	크론병	궤양성 대장염
병변 부위	구강부터 항문까지 소화기 전체	직장부터 상행결장까지 대장에 국한됨
침범된 깊이	점막하의 모든 층	점막과 점막하
직장 침범	50%	95%
상행 결장 침범	빈번함	드물다
소장침범	침범, 회장이 좁아짐	일반적으로 정상임
질환의 분포	분절	연속적
염증성 덩어리	만성적이고 광범위함	드묾
점막과 육아종	흔함	없음
장간 막 림프 침범	부종과 비후	침범하지 않음
독성거대결장	가끔	가끔
지방설사	빈번함	없음
직장출혈	가끔	흔함(90~100%)
복부통증	산통(45%)	배변 전(60~70%)
혈변	가끔 혹은 없음	거의 항상 있음
체중감소	있음(60~70%)	있음(10%)
직장농양	흔함(75%)	가끔(10%)
누공 및 직장주변 치열 누공	흔함(80%)	드묾(10~20%)

4) 궤양성 대장염의 치료

궤양성 대장염을 치료하기 위해 현대의학에서 사용하고 있는 방법은 약물 치료와 수술 치료, 그리고 생활관리 및 식이요법이 있다.

① 약물 치료

약물 치료는 부신 피질 호르몬을 이용한 관장 및 약복용과 설파살라진이라는 약을 쓰고 있으며, 부신 피질 호르몬 제제와 면역 억제제 등이 쓰인다. 하지만 이러한 약들은 일반적으로 장기 복용을 하게 되는 만큼 부작용에 주의해야 한다.

② 수술 치료

약물 치료가 효과가 없고 대장출혈, 장천공, 감염 등의 치명적인 합병증이 있거나 대장암으로 진행이 의심될 때에는 수술을 해야 한다. 통계에 의하면 궤양성 대장염 환자의 3~13% 정도가 대장암으로 진행된다고 하고 그 위험성은 매년 증가하는 추세에 있다.

수술은 전체 환자의 25~40% 정도에서 행해진다. 수술은 대장의 일부 혹은 전체를 제거하게 되는데, 수술을 통해서 높은 치료 효과를 보려면 염증이 생기는 대장 전체를 제거하는 수술을 받게 된다. 과거에는 대장을 완전히 제거하고 나면 소장을 통해서 배에 구멍을 뚫어 인공 항문을 만들었는데, 이를 소장 장루술이라고 한다. 이 경우 특별하게 고안된 비닐백을 인공 항문에 연결하여 배변을 받아낸다.

최근에는 회장과 항문을 직접 연결하는 회장-항문 문합술이 주로 시행된다. 이 경우에는 비닐백을 설치하여 배변을 받아내야 하는 번거로움이 없고 소장의 일부가 대장의 기능을 하게 되어 일정 기간의 배변 훈련을 거치면 의도적인 배변이 가능해진다. 그러나 여러 가지 합병증과 영양 결핍의 위험성, 그리고 생활의 불편을 초래하기 때문에 의사와 충분한 상담을 통해 수술과 수술 후에 발생할 상황에 대해서 환자가 충분히 숙지해야 한다. 이런 점 때문에 수술은 궤양성 대장염 치료에서 우선적인 선택 사항이 되지는 못한다.

③ 생활관리 및 식이요법

궤양성 대장염은 관해와 악화를 반복하는 질환이기 때문에 평상시의 스트레스 관리와 음식 관리가 매우 중요하다. 적절한 관리가 이루어지면 일정 수준의 일상생활은 영위할 수 있다.

음식이 궤양성 대장염의 직접적인 원인은 아니라고 알려져 있지만 활동성 염증 반응이 있을 경우 자극적이거나 섬유소가 많은 음식을 섭취하게 되면 장운동이 활발해지면서 배변 자극이 일어나 설사 증상이 심해질 수 있으므로 피하는 게 좋다. 섬유질이 많은 음식보다는 부드러운 음식을 먹는 게 소화를 편하게 해 줄 수 있다는 것 또한 분명하다. 기본적으로 환자 자신이 먹어서 편한 음식을 평소에 자세히 살피면서 먹은 음식의 종류를 스스로 기록한 후, 어떤 음식이 소화가 잘 되고, 또 어떤 음식이 소화가 잘 되지 않아 부담을 주었는지를 잘 체크해 두어 활용하는 게 필요하다.

특별히 설사가 심한 경우에는 수분과 염분이 부족하지 않도록 주의해야 한다. 설사 증세가 심하지 않은 관해기에는 2-3일 마다 한두 가지의 새로운 음식을 추가 섭취하면서, 그에 대한 몸의 반응을 살펴 기록해 둔다. 일반적으로 부드럽게 조리한 육류, 생선, 밥 또는 죽, 감자, 소화되기 쉽게 요리한 채소 등이 환자들이 쉽게 섭취할 수 있는 음식들이다. 염증이 심해져서 설사와 복통이 매우 심해지는 경우에는 금식을 하는 게 좋다.

궤양성 대장염 환자에게 어떤 식이요법이 도움이 되는지에 관해 정확하게 명시할 수는 없다. 소화불량, 설사, 복통, 구역감, 체중 감소 등의 증상이 나타나는 것은 실제로 스트레스와 직접적인 연관이 있는 경우가 많지만 어떤 식사를 하느냐에 따라서도 그 반응이 제각각이다. 이처럼 환자에 따라 큰 차이가 있기 때문에 표준적으로 정해진 식이요법과 식단에 의존하기보다는 환자 스스로 자신의 몸 상태를 파악하며 구체적인 식이요법과 식단을 짜 식생활 관리를 해 나가는 지혜가 요구된다.

05
쇼그렌 증후군

1) 쇼그렌 증후군의 특징

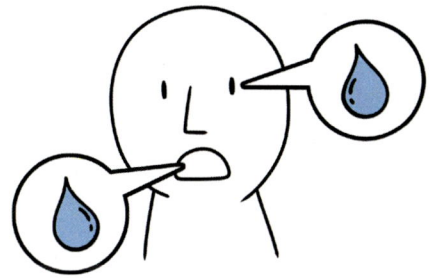

쇼그렌 증후군은 1933년 스웨덴 의사 헨릭 쇼그렌이 류마티스 환자에게서 눈과 입이 마르는 증상이 동반되는 것을 발견, 학계에 처음으로 보고하면서 알려졌으며 그의 이름을 따 쇼그렌 증후군(Sjogren's Syndrome)으로 명명되었다.

쇼그렌 증후군 또한 자가면역 체계의 이상으로 인해 체내의 항체가 내 몸을 공격하면서 발생하는 질환으로, 일부의 증상은 루프스나 류마티스 관절염과 비슷한 유형의 증상을 보이기도 한다. 하지만 쇼그렌 증후군으로 구분되어지는 특징적인 증상은 입안의 침샘과 눈의 눈물샘이 자가 항체의 공격을 받아 파괴되면서 침과 눈물이 분비되지 않는다는 것이다. 이 때문에 입 안이 항상 말라 물을 수시로 섭취해야 하며 국이나 스프가 없이는 식사를 할 수도 없고 눈에도 수시로 인공 눈물을 보충해 주어야 한다.

쇼그렌 증후군은 주로 4~50대의 중장년층에서 많이 발생하고 여자가 남자에 비해서 10배 정도 높은 발병률을 지닌다는 특징이 있다. 정확한 원인은 알려져 있지 않지만 여성 호르몬의 영향이 있는 것으로 파악되고, 그 이외에 스트레스나 과로, 바이러스 감염 등이 복합적으로 작용해서 면역계의 이상 반응을 유발하는 것으로 이해된다. 특히 환자들의 침샘과 눈물샘의 조직 검사에서 항체가 비정상적으로 높은 농도로 발견된다는 사실을 토대로 항체가 눈물샘과 침샘에 침투, 염증을 유발하고 조직을 파괴함으로써 발병하는 것으로 보고 있다.

2) 쇼그렌 증후군의 분류

쇼그렌 증후군은 증상의 진행과 다른 질환과의 연관성에 따라서 1차성 쇼그렌 증후군과 2차성 쇼그렌 증후군으로 나누어진다.

① 1차성 쇼그렌 증후군

1차성 쇼그렌 증후군이란 다른 질환과의 연관성 없이 나타나는 경우를 일컫는다. 주로 안구와 구강, 피부에 건조 증상이 나타난다. 눈물이 잘 나지 않기 때문에 눈이 항상 뻑뻑하고 눈에 모래와 같은 이물질이 낀 듯한 느낌을 갖게 된다. 눈꺼풀 아래가 거칠다는 호소가 많고, 충혈과 가려움증, 안구의 피로감이 주된 증상이다. 방치되어 진행되는 경우 각막과 결막이 손상될 수도 있다.

입 안에서는 볼 점막이 건조해져서 음식을 섭취하기 어렵고 치석이 많이 생기면서 충치와 치주염이 빈번히 발생한다. 따라서 간혹 자신이 쇼그렌 증후군인지도 모른 채 치과를 방문하게 되는 경우도 많다. 또한 침 분비가 되지 않기 때문에 소화액의 분비가 감소해서 소화불량, 위염 등의 증세를 동반하기도 한다.

더 진행되면 피부 건조증도 나타날 수 있으며, 여성의 경우 질 분비물 감소로 성교 시 통증을 호소하거나 질염에 걸리기 쉬워진다.

비강과 기관지의 분비물도 감소되면서 호흡기 증상이 발생하는 경우도 흔하다. 기관지염, 폐렴 등이 발생해서 기침과 가래, 특히 목에 붙어 뱉어지지 않는 가래 증상을 보이며 호흡곤란이 오기도 한다.

② 2차성 쇼그렌 증후군

2차성 쇼그렌 증후군은 류마티스 관절염이나 루프스, 베체트 등의 다른 전신성 면역 질환과 동반되어 발생하는 경우를 말한다. 내

분비계와 신장 손상이 오게 되며, 심한 경우 심장이나 폐를 침범하게 되어 사망에 이를 수도 있다.

3) 쇼그렌 증후군의 진단 및 치료

　진행되어 발생하는 여러 증상들은 제외하고라도, 눈과 구강이 건조해지는 증상은 95%의 쇼그렌 증후군 환자들이 겪는 공통적인 증상이다. 이러한 증상이 젊은 층에게서 나타난다면 좀 더 의심을 갖게 되어 조기 발견이 가능하겠지만, 주 발병 연령이 4~50대이기 때문에 대부분의 환자들은 노화로 인한 증상, 혹은 흔히 복용하는 당뇨약이나 혈압 약으로 인한 후유증으로 오인하는 경우가 많다. 그러나 조기에 발견하지 못하면 각막의 손상을 초래하고 주요 장기에 침범되어 돌이키기 어려운 상태에 이를 수 있기 때문에 평소 아래와 같은 증세가 없는지, 스스로의 몸 상태를 자세히 관찰하고 의심스러울 경우 병원에서 검사를 해 보는 게 좋다.

※ 쇼그렌 증후군의 의심 증상

☑ 눈에 항상 모래가 들어간 듯한 느낌이 있다.
☑ 눈이 쉽게 충혈되고 가렵다.

☑ 항상 눈이 피로하다.
☑ 눈꺼풀에 찐득한 눈곱이 많이 낀다.
☑ 입 안이 말라서 건조한 음식을 먹을 수 없다.
☑ 입 안이 건조함과 동시에 소화 불량이 있다.
☑ 입 안이 건조하고 충치가 자주 생긴다.
☑ 입 안이 건조하고 입 냄새가 많이 난다.
☑ 밝은 곳에 있으면 눈이 아프고 피로하다.
☑ 안구, 구강의 건조감과 함께 원인 모를 관절통이 있다.

병원에서의 쇼그렌 증후군 진단은 다음의 6가지 중 4가지가 양성이고 이 중 ❹, ❻이 포함된 경우와, 주관적 증상 없이 ❸~❻의 객관적인 기준 4가지 중 3가지가 양성이 경우에 쇼그렌 증후군으로 판정하게 된다.

❶ 안구 건조 증상(slit-lamp검사)
❷ 구강 건조 증상(3개월 이상, 마른 음식을 삼킬 때 음료를 자주 마시는 경우)
❸ Shirmer 검사(눈물량 검사) - 눈물 흡수용 필터 종이를 아래 눈꺼풀과 안구 사이에 끼워 5분 동안 흡수된 눈물의 양이 5mm이내일 때 Rose bengal 검사 - Rose bengal 염색약을 안구에 염색 후 각막의 손상 정도를 측정
❹ 입술 안쪽의 소타액선 생검상 현미경에서 조직학적인 상태가 Focus score 1 이상인 국소적인 림프구성 타액선염의 소견이 있는 경우
❺ 타액선 분비량을 검사하는 sialometry, sialography, sialoscintigraphy 등의 검사 방법으로 타액량이 15분 동안 1.5mL 이하이거나, 조영 검사 상 미만성 타액선 확장증이 있거나, 타액 섬광도 검사 상 섭취가 연장되거나 농도가 저하되거나 tracer의 배출이 연장된 경우
❻ 혈액검사에서 Ro/SSA항체, La/SSB항체, 자가핵형항체(ANA), 류마티스 인자(RF)의 자가 항체가 양성일 때

현재 원인을 정확하게 파악하고 있지 못하는 만큼 쇼그렌 증후군을 효과적으로 치료할 수 있는 약제 또한 만들어지지 않은 상태다. 다만 증상의 진행을 완화시키고 합병증을 예방하기 위한 보조적 치료로 소염제나 침샘과 땀샘의 분비를 증가시키는 약물, 스테로이드제, 면역 억제제 등을 사용하고 있을 뿐이다. 하지만 이 또한 다양한 부작용을 초래할 수 있기 때문에 전문가의 처방에 따라 주의 깊게 사용해야 한다. 보조적인 요법으로 물을 자주 마시고, 인공 눈물을 틈틈이 넣으며, 피부에는 보습제를 바르고, 질 건조증이 심한 경우에는 윤활제를 사용할 수 있다.

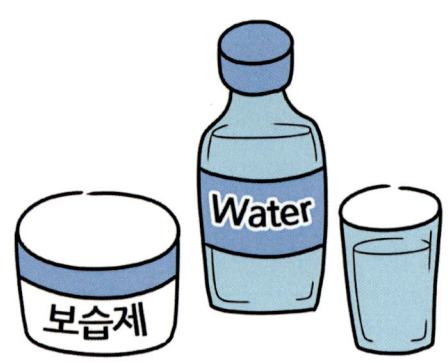

06
섬유근통

1) 섬유근통의 특징

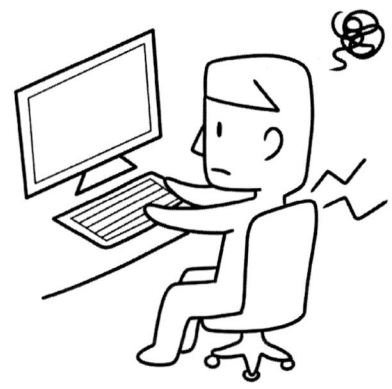

항상 피곤하고, 눈도 충혈되고, 뒷목이 뻣뻣하거나, 몸이 무겁고 근육통을 느끼는 등의 증상은 누구나 한두 번쯤 겪어 봤을 것이다. 운동이 부족하고 자리에 오래 앉아 컴퓨터로 작업하는 일이 많고 스트레스를 많이 받는 현대인들에게 많이 나타나는 증상이다. 이러한 증상을 주 증상으로 하는 면역 질환이 있는데, 바로 섬유근통 증후군이라는 질환이다.

섬유근통 증후군(FibroMyalgia Syndrom 약자;FMS)은 만성 통증

장애로 근골격계 전반에 걸쳐 원인을 알 수 없는 쑤시는 듯한 통증과, 강직, 피로감 등을 수반하는 질환이다. 1992년 코펜하겐에서는 "FMS는 관절보다는 근육 통증을 동반하는데, 만성적이며 신체의 근골격계 전반에 걸쳐 나타나며, 또한 지속적인 피로감과 상쾌하지 않은 수면, 그리고 일반적인 강직이 나타난다."라고 정의하였다.

미국의 경우에는 전 인구의 2~3%, 우리나라의 경우에도 2.2% 정도의 유병률이 보고되어 있는데, 증상이 모호해서 정확한 진단이 어렵다는 것을 감안하면 밝혀진 것보다 훨씬 많은 인구가 섬유근통을 앓고 있을 것이라 추측하고 있다. 이처럼 적지 않은 사람들이 앓는 증상이지만 질환의 원인에 대해서는 아직까지 명확하게 밝혀진 바가 없다. 다만 최근에는 자가면역의 이상 반응으로 인해서 자가 항체가 형성돼, 이 자가 항체가 근육과 섬유 조직을 공격하여 염증을 발생시키는 질환으로 보고 있다.

2) 섬유근통의 진단 및 치료

섬유근통의 일반적인 증상은 근육과 섬유 조직에 관한 징후들인데, 통증과 강직, 부종, 압통점과 결절 등의 증상이 그런 증상들이다. 또 다른 증상으로는 전신 피로감, 대소변 장애, 레이누 현상, 우울증, 수면장애 등이 나타날 수 있다. 대부분의 증상이 그저 스트레스로 인한 일시적인 증상이려니 하고 넘어갈 수 있는 것들이기 때문에 질환이 이환된다고 해도 초기에는 병원을 찾지 않는 경우가 많고 병원에 내원을 해도 정확한 진단을 받기도 쉽지 않다.

1990년 미국 류머티즘 학회에서는 "근조직에 압통점이 신체의 양쪽으로 11군데 이상 나타나며, 이로 인한 통증이 3개월 이상 지속될 때"를 섬유근통 증후군으로 진단할 수 있다고 규정하고 있다. 여기서 압통점이란 목의 앞부분, 빗장뼈 아랫부분, 뒷목의 윗부분(뒷머리와 목의 경계부), 어깨 윗부분 등의 날개뼈 윗부분, 팔뚝의 바깥쪽, 엉덩이 윗부분, 뒤쪽 허벅지 윗부분, 무릎의 안쪽 등이다.(좌우로 18부위) 이러한 위치들을 Tender Point라고 하는데, 엄지나 약지로 손톱이 희게 될 정도의 압력(4kg/cm2)으로 일정하게 눌러서 촉진했을 때 통증을 느끼게 되는 부위가 11군데를 넘어서면 섬유근통 증후군으로 진단할 수 있다.

섬유근통 증후군의 주된 증상들은 통증과 근육능력 저하이지만, 그런 신체적 증상으로 인해 감정적 변화가 일어나 우울, 걱정, 불안, 자신감 결여 등의 정신적인 장애를 수반하는 경우도 매우 많다. 따라서 다른 면역 질환들과는 달리 치료를 함에 있어서 교육과 티칭을 매우 중요시하게 된다. 환자들의 자신감을 고취시키고, 스트레스 관리 등에 대한 교육하게 되며, 경우에 따라 명상을 통한 정신 집중 등의 프로그램이 섬유근통의 치료에 긍정적으로 작용한다는 보고도 있다. 같은 맥락에서 종교 활동이나 이완 호흡법, 최면술, 요가 등도 효과적이라 할 수 있다.

약물 사용에 있어서도, 스테로이드나 면역 억제제보다는 비스테로이드성 진통제와, 항 우울제, 신경안정제 등이 많이 처방되는 것도 이 때문이다. 약물은 주로 통증과 수면장애를 조절하는 데 도움이 된다.

섬유근통 환자들의 경우 통증과 운동 능력 저하를 이유로 운동을 등한시 하는 경우가 많은데, 장기적인 관점에서는 운동이 가장 효과적인 치료 방법임을 명심해야 한다. 물론 섬유근통 환자들의 지구력과 근력 등의 운동 능력은 정상인에 비해 절반 이하로 떨어진 상태를 보이기 때문에 처음부터 강도 높은 운동을 할 수는 없다. 일주일에 3~4일 정도 걷는 운동을 기준으로 보자면, 초기 운동은 하루에 5분 정도씩 약한 강도에서 시작, 이후 3~4분 정도의 간격으로 조금씩 강도를 높이면서 최대 40분까지 증가시키도록 한다.

07
자가면역성 혈소판 감소증

1) 혈소판의 기능

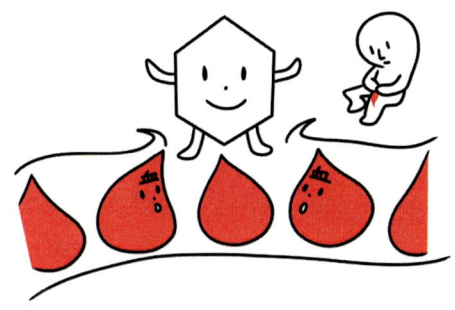

평생 다치지도 않고 아프지도 않고 살 수 있다면 좋겠지만, 일상생활을 하다 보면 크고 작은 사고로 상처가 나는 일이 종종 생기기 마련이다. 상처가 생기면 출혈이 발생하기 십상인데, 보통의 경우는 출혈이 멈추지 않아 문제가 되는 일은 거의 없다. 출혈 발생 시, 혈소판이 혈관을 막고 혈액을 응고시키면서 출혈을 멈추게 하기 때문이다.

혈액은 액체 성분인 혈장과, 고형 성분인 혈구로 이루어져 있는데, 고형 성분인 혈구는 적혈구와 백혈구, 혈소판으로 이루어진다. 이 중에서 혈소판은 손상된 혈관벽에 달라붙고 혈소판끼리 엉겨 붙으면서 출혈을 멈추게 하는 필수적인 역할을 한다. 따라서 혈소판의 숫자가 줄어들면 혈관벽으로 출혈이 쉽게 발생해서 멍이 쉽게 들거나 자반증이 생기게 되고 상처가 났을 때 지혈도 쉽게 되지 않게 된다.

정상인의 1ml의 혈액 속에는 약 15~40만개의 혈소판이 들어 있다. 이 혈소판의 수치가 줄어들어 10만개 이하로 적어지게 되면 혈소판 감소증이라 부른다.

2) 혈소판 감소의 원인

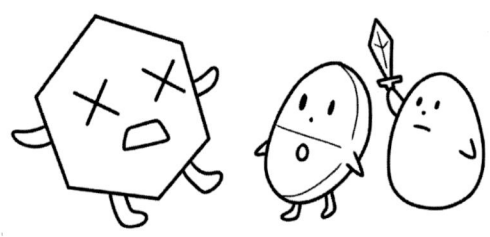

혈소판이 감소하는 원인으로는 크게 다섯 가지를 들 수 있다.

첫 번째는 혈소판의 생성이 줄어드는 경우다. 혈소판은 골수에서 생성하게 되는데 골수의 기능이 떨어지거나 병이 발생해서 혈소판 생성 능력이 줄어들게 되면 혈소판의 수도 적어지게 된다.

두 번째는 간경화로 인한 혈소판 감소인데, 이런 경우는 별도로 혈소판 감소증을 치료하지는 않는다.

세 번째는 감염이다. 바이러스나 세균 감염이 있으면 항체가 활성화 되면서 혈소판이 줄어드는 경우가 있는데, 이 경우 감염이 치료되면 혈소판의 수도 회복된다.

네 번째는 특정 약물로 인한 것으로, 항암제 등으로 인해서 골수의 생성 능력이 저하되어 발생하는 경우가 있지만 이 또한 약물 복용을 중지하면 곧 회복된다.

마지막은 형성된 혈소판이 자가 항체에 의해서 파괴되는 상황이다. 면역 체계의 이상으로 발생한 자가 항체가 혈소판을 공격, 혈소판이 감소하는 증상을 '자가면역성 혈소판 감소증' 혹은 '특발성 혈소판 감소증'이라고 한다.

3) 혈소판 감소증의 진단 및 치료

혈소판 감소증이 생겨서 1ml당 혈소판의 수가 10만개 이하로 떨어진다고 해도 곧바로 특별한 증상이 발생하는 것은 아니다. 일반적인 경우 5만개까지는 출혈 증상은 거의 없지만 5만개 이하로 떨어지는 경우, 특히 1~3만개 정도가 되면 다치지 않아도 출혈의 위험이 높아지고 출혈이 발생했을 때 지혈을 할 수 없게 되며 뇌출혈의 위험도 높아진다.

혈소판이 감소하여 나타나는 일반적인 증상은 멍이 쉽게 들고 잇 몸 출혈이 잦아진다. 간혹 피하에 혈관 출혈로 인한 자반증이 발생하는 경우도 있고, 여성의 경우에는 생리 시에 지혈이 잘 되지 않아 월경 과다로 인한 빈혈 증상이 생기기도 한다.

혈소판 감소증으로 진단받아도 별다른 증상이 없는 경우에는 특별히 치료를 하지는 않는다. 다만 혈소판의 수치가 5만개 이하로 떨어지거나 출혈이 잦아지거나 자반증이 발생하는 경우에는 적극적인 치료를 시도하게 된다. 필요한 경우 혈소판을 수혈하는 경우도 있지만 체내에서 계속되는 혈소판 파괴로 인해서 그 효과가 짧고 지속적인 수혈이 필요하기 때문에 특별한 경우가 아니면 시행하지 않는다.

그래서 주로 하는 치료가 스테로이드 약물을 투여하는 것인데, 약 6~70%의 환자에게 단기간 혈소판 수치를 정상으로 회복시키는 효과가 있다. 하지만 투약을 중단하는 경우 혈소판 감소가 다시 진행되며 투약이 길어질수록 약에 대한 내성이 발생해서 투약의 농도와 강도를 높여야 하는 문제점이 있다. 또한 장기간 투약하는 경우, 부종, 체중 증가, 소화불량, 식욕 감소, 혈관 탄력 저하 등의 부작용을 겪게 되는 단점이 있다.

스테로이드 치료로 효과를 보지 못하거나 약에 대한 내성이 증가한 경우, 혹은 부작용을 심하게 겪는 경우에는 비장 절제술을 시행하게 된다. 자가 항체가 혈소판과 결합하여 비장에 들어가 혈소판을 파괴하기 때문이다. 일부 환자 군에서는 비장 절제술로 혈소판의 감소가 멈추게 되지만, 혈소판의 파괴는 비장뿐만 아니라 간에서도 이루어지기 때문에 시간이 경과하면 혈소판의 감소가 다시 진행되는 경우도 많다. 비장은 신체 면역 작용에 중요 장기이므로 비장을 절제하면 여러 가지 질병에 감염될 위험이 높아짐도 충분히 인지해야 한다.

쉬어가는 페이지

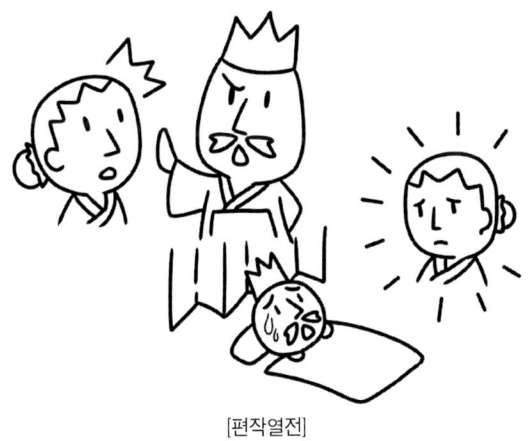

[편작열전]

편작이 제나라 왕을 만나서 진단을 하길,

"전하께옵선 지금 병이 그리 깊지 않아 살갗에 있긴 하지만 이내 깊어질 수 있습니다. 지금 치료해야 합니다."

하지만 왕은 아픈 곳이 없다며 시큰둥하게 편작의 말을 무시하더니 편작이 물러가자, "의사들은 이익에 밝아서, 병이 아닌 것도 치료하려 드는 자들이다"라고 신하들에게 말하였습니다.

열흘 후 편작은 다시 왕을 진단했습니다.

"전하의 병이 이제 더 깊어져 피부 안으로 파고들어 갔습니다. 속히 치료하셔야 합니다."

그러나 왕은 아무런 대꾸도 하지 않은 채 불쾌한 표정만 지었습니다. 그는 여전히 편작이 허위 진단을 하고 치료비를 뜯어내려 한다고 생각했습니다.

다시 열흘이 지난 후 편작은 왕을 뵙고는 또다시 간곡히 말하였습니다.

"전하! 이제는 치료를 미룰 수 없습니다. 이미 전하의 병은 장위(腸胃)까지 미쳤습니다."

하지만 이번에도 왕은 아무런 말을 하지 않고 대단히 불쾌하게만 여겼습니다.

또다시 열흘이 지나갔습니다. 편작은 멀리서 왕을 보고는 황망히 걸음을 돌려 집으로 돌아왔습니다. 왕은 사람을 시켜 편작에게 왜 그냥 돌아갔는지 물어 보았습니다.

"병이 살갗에 있을 때는 살짝 치료만 해도 됩니다. 피부 안으로까지 미쳤을 때는 침으로 다스리면 됩니다. 장기(臟器)에 침습했을 때는 강한 약으로 치료가 가능합니다. 하지만 병이 골수에까지 미쳤다면 생사를 관장하는 사명(司命)이라는 신조차도 어쩔 수가 없습니다. 지금 전하의 병은 이런 지경에까지 미쳐서 치료를 청하지 않았습니다."

닷새가 지나자 왕은 통증을 느끼기 시작했고 점점 그 고통이 심해졌습니다. 왕은 사람을 시켜 다시 편작을 찾았으나 그는 이미 진(秦)나라로 피신해 버린 뒤였고 며칠 후 왕은 정말 그 병으로 죽고 말았습니다.

편작이 이야기하길 어떠한 명의라도 도저히 고칠 수 없는 6가지 불치병이 있다고 합니다.

첫째: 환자가 교만하고 방자하여 내 병은 내가 안다고 주장하는 환자. (驕恣不論於理, 一不治也)

- 내 병은 내가 안다고 하면서 주관적인 판단만 중요시하고, 정확한 의사의 진료와 충고를 따르지 않는 교만한 사람은 치료가 불가능하다는 뜻입니다.

둘째: 자신의 몸을 가벼이 여기고 돈과 재물을 더욱 소중하게 여기는 사람. (輕身重財, 二不治也)

- 몸은 세상에서 무엇과도 바꿀 수 없는 소중한 존재입니다. 돈과 명예를 중시하여 몸을 가벼이 부린다면 이것 또한 불치병이라는 지적입니다.

셋째: 음식을 제대로 가리지 못하는 사람. (衣食不能適, 三不治也)

- 옷은 추위를 견딜 정도면 적당하고, 음식은 배고픔을 채울 만하면 적당한 것인데 지나치게 음식을 탐하고 편안한 것만 좇는 환자는 어떤 명의라도 고칠 수 없다는 말입니다.

넷째: 음양의 평형이 깨져서 오장의 기가 안정되지 않는 사람. (陰陽幷藏 氣不定, 四不治也)

- 음양이 장기를 장악하여 혈맥의 소통이 단절되면 기가 불안정해져 돌이킬 수 없다는 상태로 진행된다는 것입니다.

다섯째: 몸이 극도로 쇠약해져서 도저히 약을 받아들일 수 없는 사람. (形羸不能服藥, 五不治也)

- 어떤 명약을 쓰더라도 그 약을 받아들일만한 기본 체력이 없다면 이것 또한 고치기 힘든 병이라는 말입니다.

여섯째: 무당의 말만 믿고 의사를 믿지 못하는 환자. (信巫不信醫, 六不治也)

- 편작은 육불치(六不治)의 난치병을 말하면서 이 중에서 한 가지만 있더라도 병이 중하게 되고 고치기 힘들게 된다고 강조하고 있습니다.